病を引き受けられない人々のケア

聴く力
続ける力
待つ力

石井　均
奈良県立医科大学・糖尿病学講座教授

医学書院

目次

◇本文中＊の付いている語句は、用語解説に詳細を記している。

装幀・表紙装画　中島祥子

はじめに——この対談集に何が語られているか

糖尿病とその治療あるいは関連領域についての先達の話をお伺いするという企画が、雑誌『糖尿病診療マスター』創刊2年目（2004年）から開始された。糖尿病を専門とされてきた先生方との対談から始まり、編集委員が順次担当した。糖尿病に対する先生方の熱い思いが次々と掲載された。

企画が進む中で、私は専門が糖尿病以外の先達のお話をお伺いしたいと考えるようになった。私たちは糖尿病を内から見ており、その医学的枠組みを離れて見るということができない。外から見た、異なる視点から見た糖尿病とはどんな病気なのか（あるいは病気でないのか）を知りたくなった。また、医療や医師–患者関係がどのような状態にあると思われているのかも知りたくなった。そして糖尿病をもって生きるということ——どう考えればそれをうまくこなしていけるのか、医療者はなにができるのか、を問うてみたくなった。

この本は9人の先生方との対談から構成されている。門脇先生を除いて皆さん糖尿病を専門とされていない。何人かは糖尿病以外の臨床家である。何人かはそれぞれの学問領域で〝生きる（生活する）〟ことを扱う専門家である。先の先生方からは臨床の奥義について語っていただいた。後の先生方からはひとが生きることへの見方についてお話をお伺いした。門脇先生には糖尿病臨床に〝ひと〟がどのように生かされるかを教えていただいた。

糖尿病非専門の先生方には、いまになって、ずいぶん無理なお願いをしたものだと思う。しかし、私の期待をはるかに超えた糖尿病に対する深い視点，異なるものの見方，考え方のヒントをいただいた。すべての先生方に共通するのは，〝ひと〟に対する尽きない関心である。

もうひとつ，この対談集をまとめながら気が付いたのは，ここに登場された先生方が，個別的に対談をされているとか，お互いがその考え方や提言に注目されていることだ。つまり，それぞれの先生方が，何かしら共通する思想をもっておられるということである。たとえば，科学の進歩とその方法論への賛美と懐疑，文明の進歩に対する評価と警鐘，人間あるいは人生の価値評価への提言，小さな思いやりの力，幸せがどこにあるか，などである。

それらが，個別的な対談を対談集として成立せしめる基盤であることを，読み返し，まとめる中で発見した。全体を見通して対談のお願いをしたわけではない。しかし，ほかの先生を意識されないで語られた個々のお話がどこかでつながりをもっている。

まとめる段階で，それぞれの先生のお話の中に登場する患者さんの声を見出しにした。中心となるところを選抜したわけであるが，それがお話のすべてではない。あるいは各先生の強調点は別のところにあったかもしれない。お話の中で糖尿病臨床の大きなヒントとなるところを傍点で強調した。読者は別の部分に自分にとっての重要な，あるいはこころに染み込む言葉を発見されるかもしれない。それをあなたにとっての大切な言葉にしていただきたい。

最後に，本書をまとめることを提案し，編集作業を続けていただいた医学書院今田亮平氏，原稿に目を通し貴重な意見をいただいた，奈良県立医科大学糖尿病学講座毛利貴子診療助教，東浦由季様に感謝いたします。

石井　均

第一話

「何が楽しみで生きていくのかがわからないんだ」

河合隼雄×石井 均

河合隼雄 Hayao Kawai

1928年兵庫県篠山市生まれ。臨床心理学者。京都大学名誉教授。京都大学教育学博士。2002年2月から2007年1月まで文化庁長官（民間人からの文化庁長官就任は17年ぶり3人目）を務めた。1952年京都大学理学部卒業後、アメリカ留学を経て、スイスユング研究所で日本人として初めて、ユング派分析家の資格を取得。その後、国際箱庭学会や日本臨床心理士会の設立など、国内外におけるユング分析心理学の理解と実践に貢献。1982年『昔話と日本人の心』で大佛次郎賞、1988年『明恵 夢を生きる』で新潮学芸賞受賞。その他『中空構造日本の深層』『とりかへばや 男と女』『ナバホへの旅 たましいの風景』『神話と日本人の心』『ケルト巡り』『大人の友情』、遺作『泣き虫ハァちゃん』など著作多数。

1995年紫綬褒章受章、1996年日本放送協会放送文化賞、1998年朝日賞を受賞。2000年文化功労者顕彰。2006年8月に脳梗塞で倒れ、2007年7月19日逝去。

糖尿病診療に携わる医師は、患者さんと相対するときに、最初は医学的モデルから入りますが、どこかで壁に突き当たります。私（石井）がそれをどう考え、どのようにして患者さんの心理面を考えるに至ったかについてお話しし、河合隼雄先生にご意見をいただきました。

最初に突き当たる壁

石井　私は、医学部を卒業してもう30年以上経つのですが、内分泌と糖尿病の臨床内科医をしてきました。どの医師も同じだと思うのですが、最初は、どんな病気だろう？　検査はどうしたらいいだろう？　どんなお薬を出せばいいんだろう？　と、病気のことを覚えるのに精一杯です。だいたい医学部の講義もその順だし、テキストにはそう書いてあります。それで、そういう勉強の結果ちょっと間違った信念を抱きます。それは何かというと、そのとおりに診断してお薬を投与すれば……。

河合　治るはずだと。

石井　よくなるはずだ、治るはずだと、非常に単純に考える。ところが、診療現場に出てみていちばん最初に突き当たるのは、まず、病名をお伝えしてもあまり真剣に取り合ってくれない方がいるという事実です。あるいは、良くならないのでよくよく聞いてみると、出したお薬を飲んでいない方がいる。きわめて単純なことですが、たぶんそれが医師として初めて突き当たる壁じゃないかと思うんです。

河合　いまの医学は、近代科学の中に入っていますので、近代科学的にこういうことがわかっている、ということは明確に言えます。それは教えてもらわなければならないし、そのとおりなんですが、人間というものは完全に近代医学の対象にはならないし、なれないところが非常に大事ではないでしょうか。「近代科学の対象になれるところを研究したらこうなる」ということをかっちり習ったうえで、生きた人間に会うと、それにプラスαが入ってくるのだということを、これからは教える必要があると私は思います。

というのは、近代科学的な手法で治りにくい病気がだんだん増えてくるんじゃないかという気が、私はしているのです。アトピー性皮膚炎などもそうだと思いますけれど、そうなると**病気ではなくて、人間というものを相手にしなければならない**という、大変なことが出てきます。近代医学はこれからもどんどん進歩し、それによって成功するところがあるだろうけれど、「医療」というのはそれを超えるのですね。そのことを教えていかねばならない。そして、それこそ糖尿病などは「医療」の部分に入るところがだいぶあると思うのです。

石井　それに突き当たったときに私たちがまず感じたのは、同じことをお伝えしても、やってくれる人と、やってくれない人がいるということでした。

河合　そうです、そうです。

石井　いったいそれをどう考えればいいのか。つまり、どういう分析の仕方があるのか。私は臨床心理部門へ相談に行きました。そこで、やる人と、やらない人をなんとか見分ける方法はないだろうかと相談しましたら、性格検査が参考になるんじゃないかということで、ＰＦスタディ（絵画欲求不満テスト）というのをやってみたんです。

患者さんに怒られるんじゃないかと思ってこわごわやったんです。実際「私は糖尿病を治しに来たのに、なんで性格の検査をしなきゃならないのか」とか言う方もあって、テストをすること自体に苦労しました。しかし結果が出てすごく驚いたのですが、ＰＦスタディの他罰性とか、自罰性とかと、食事のカロリーのことや糖尿病のことをどの程度学習してもらえるかとの間に、相関が出たんです。

河合　出るんです、はい（笑）。

石井　それには、すごくびっくりしたんです。人の行動のパターン、出来事が誰の責任かということの考え方と、糖尿病の治療法をどれくらいマスターするかということとが相関するということは、私にとってはすごく面白いことだったのです。

河合　それは非常によくわかります。さっきも言いましたように、近代医学の場合は人体というものを対象にしていて、それを人間全部に共通のものと考えているわけです。ところが、**こちらの言うことを聞くか、聞かないかというのは、人体ではないでしょう？　心です。**そして心はいろいろでしょう？　しかし、そのことをいままで、ほとんど問題にせずに近代医学はやってきた。それを問題にしていたら医学はできません。

しかし、おっしゃるとおり糖尿病の医療において、こちらの言ったことがあちらにどれぐらい影響するかとか、やってくれるかとなったら、各人の心が問題になる。そのときにはある程度の類型はいえるわけで、それを心理学のほうでやっている。

石井　先生のおっしゃるように、医学モデルではつかまえどころのない欲求不満状態への対処法みたいなものが学習結果に影響するというのは、自分としてはすごい発見だったんですが、実はこの心理テストがそのあとうまく使い切れなかったんです。

河合　ええ、それはそうです。面白いですねえ。

心理テストの落とし穴

石井　2つのことがありまして、ひとつは、そのPFスタディで「ものすごく他罰的」と出た男性。課題なんかぜんぜんやらないし、覚えようともしない。もちろん習得度も悪かったし、「この人はきっと糖尿病管理なんかできないだろう」と思っていたんです。ところが、その人は、勉強させられたり自分で料理を作るのは嫌だったけど、奥さんが作ってくれたものをきちんと食べるのはぜんぜん苦じゃなかった。だから、その人の食事療法はうまくいったのです。

一方、心理テストで「自分がやらなくちゃ」というふうに答えて、糖尿病理解度の点が高かった人が、案外すぐにつぶれちゃってできないということがありました。

つまり、短期的なあるものについては予測性があるけれども、その人が糖尿病についてどんな治療をしていくかということについては、このひとつのテストでは、はっきりいって予測がつかないということがわかりました。

河合　そうです。非常にいい話です。われわれも似たようなことをいろいろやってきました。

おっしゃるように、短期的にとか、何か限定をしたら、ある程度の研究結果が出てくる。だから、それは間違いじゃないのです。

ところが、人間というものは限定がないのですよ。長く続くこともあるし、こちらが要因として考えていない要因というものが急にポンと入ってくることもあるわけでしょう？　大まかにつかまえたらこういうことがいえますという研究はできますし、それは参考になるけれども、いつでも使うということはできないんですよ。

石井　もうひとつの弊害は、そういう心理テストをやって、これを担当医に返しますと、それをもとにして、この人にどんなふうに指導していったらいいかというふうには発展しないで、「ああ、やっぱりこの人はこうだからやらないのか」というようにばかり使われだしたのです。

これでは、むしろ間違った安心感を担当医に与えてしまうと気が付いたんです。

河合　そうそう。私は、それを冗談半分に言ったことがあるんです。「心理テストは何のためにやるか？　医師と心理学者を守るためにある」って（笑）。でも、下手すると実際にそういうふうになっているんですよ。それでは駄目なんですね。
「こちらには責任がない」ということを言うために使われやすいんです。これは教育場面でもそうです。

石井　そうなんですか。

河合　それで、われわれはテストを使うのに非常に慎重になっていくのです。

石井　それで私はＰＦスタディをやめました。

河合　そうでしょうね。わかります。

石井　私たちが使いたかったのは、テストを行って、糖尿病の治療ができない人に、何か助けられる要素が見つかってこないかということのためで、その人たちがもう少し治療を受け入れやすくなるという、その方法を見つけるためにやっていたのに、使われる方向がぜんぜん違っていた。
　先生のおっしゃったように、かえって、**「やらないのは、指導する側の問題じゃなくて、本人に問題があるからだ」というふうになってしまったんです。**

糖尿病の半分しか知らなかった

石井　もうひとつ、そのころ私たちが発見したことで面白かったのは、アーサー・クラインマン[*1]

（Arthur Kleinman）の「病気解釈モデル」です。どんな考え方かというと、たとえば糖尿病なら糖尿病という病気であっても、この人にとっての糖尿病と、別の人にとっての糖尿病は、ぜんぜん違うということです。つまり、本人がその病気をどう考えるかによって、あるいは本人がその影響をどう評価するかによって、まったく違う病気だという趣旨でした。その論文を発見して、「これは面白い！」、「こっちのほうが、どうも使えそうだ」というふうに思ったんです。

ただ、それぞれの人にとって糖尿病の意味が違うということはわかりましたが、それをもとにどう働きかけていったらいいのかということはわからなかった。

河合 面白い。態度がシフトしてきて、医師中心から、患者中心に変わりつつある。医師が糖尿病をどうみているかじゃなくて、患者が糖尿病をどうみているかというふうにシフトしたわけです。

それを、もうひと押ししないといけないわけです。

石井 もうひと押しですね。

私は電車で通勤しているんですが、ある日、駅の時計の針を見ていて、「**われわれは、ひょっとしたら糖尿病について半分しか知らないのではないか**」と思ったんです。それは、私にとってはとても大きな思い付きでした。**病気をもった人がどう考えているかについては何も知らない**。衝撃でした。とんでもないことに気付いたのではないかと思いました。

河合 しかしすごいですね。そこまで考えたのは。

石井 それで、もっと勉強したいと思ったんですが、国内には糖尿病の領域でそういうことをやっておられる先生も、施設もなかったんです。1991～92年頃だったんですが、世界中いろいろ探しましたら、アメリカのボストンにジョスリン糖尿病センターという伝統ある糖尿病の施設があり、そこにメンタルヘルスユニットがあることがわかりました。そこでは1970年代から心理的な治療をしているというので、勉強させてほしいとお願いして、93年に行くことができました。だけど、私にとっては、そこへ行くに至ったプロセスが大事なのです。

河合　いまのは非常に大事な話です。

石井　そのときに「自分は内科医としてやってきたけれども、メンタルヘルスについては何のトレーニングも受けておりません。ただ、自分はそれが知りたい」と手紙を書いた。そしたら、「英語さえできればいい」と言うんです（笑）。そして、「あなたの知らないことについて、われわれは専門家だ。だから、あなたが疑問さえもっていればどうぞ来てください」と言ってくださって、それには感激しました。メンタルヘルスユニットのボスは、[*2]アラン・ジェイコブソン（Alan Jacobson）という精神科の先生で、[*3]フロイトの精神分析を勉強された人でした。ほかに、臨床心理士の先生がスタッフとして2人いて、このお2人は、[*4]認知行動療法を行うbehavioral scientist（行動科学者）でした。私は、アメリカへ行って初めて、心理療法の2つのやり方を経験しました。

　しかし当時その2つのやり方は私の中ではうまく同居できなかったんです。

河合　そりゃ、そうです。それはアメリカでも同居していないぐらいですから。

石井　ジェイコブソン先生は、糖尿病の患者さんの話を聴いて、表に出てきた言葉の裏にあるもの、隠された感情を探れというのです。〝hidden feeling〟ですね。それを、言葉の繰り返しとか、こだわっていることとか、どうしても話が流れていく方向とかの中から、この人が糖尿病をもったこと、あるいは糖尿病の治療ができないことの裏に隠れているものは何か、そこを探っていかないと問題の本質的な解決にはならないという立場でした。

ところが、臨床心理の方たち、behavioral scientist の先生たちは「それはいらない」と。そうじゃなくて、表に出てきた行動をどう変えればいいかだという。なぜ糖尿病になったのかとか、なぜ自分はこうなのかということじゃなくて、たとえば注射という行動ができないのであれば、注射に対してどんな意識をもっているか、どう考えているか、何が難しいか、それをひとつずつしらみつぶしにしていけば、あるいは段階的にやっていけばできるじゃないか。それができたら自信もつくし、気分も変わる。それが問題解決だとするわけです。

こういう2つのことを教えていただいたのですが、それが私の中では、なかなかうまく統合できませんでした。

人間関係を考えよ

河合　これは非常に大事なことで、その論争はいまでも続いていると言っていいと思います。いちばん大事なことは、糖尿病の患者さんが自分で治るということ、これが目標だということですね。だから、「その糖尿病の患者さんが、自分はどんな人間であるかとか、自分がどんな人生観をもっているかなんていうことは、別に探る必要も何もない。治ればいいんだから」というふうに言うと、behavioral scientist の人のほうがはっきりしていて、わかりやすいですよね。ところが、それができないから困っておられるんですよ。

石井　はい！

河合　ひとつよい例をあげましょう。

これは実際にあった例ですけど、学校へ行かない子がいます。フロイトの精神分析的にいえば、この子が学校へ行かないということには、まさに隠された何かがあるに違いないと言う。それに対して、「そんなバカなことは言わんでいい。学校へ行ったらいいんだ」とbehavioral scientistが言う。

そして学校の先生が、「精神分析は難しいけど、behavioral scienceなら俺にもできるわ」というわけで、それをやるわけです。

「君、学校へ行けないと言ったけど、明日、家ぐらい出てこれるでしょう？」と言ったら出てきたわけです。それで、「よかったなあ。明日はあそこの角まで」と言って、また「よかったなあ」と。そしてとうとう保健室まで来るようになるのです。保健室へ来たときに、先生はものすごく喜んで「よかったなあ」と言うのですね。しかし、先生は、次にはもう安心してしまって保健室へは来ない。ところが保健室に、もっと恐い先生が来たわけです。そして、「おまえ、なんだ？　こんなところでボヤボヤして、教室へ行けーッ！」と言ったわけですよ。そしたらその子はバーッと家へ帰って、もう学校へ来なくなった。そして、先生がもういっぺん行っても、もう家から出てこない。

何が大事かというと、そういうことをする**ベースに人間関係がある**ということを忘れてはならない。先生との人間関係でその子は来ているわけです。そしてほめてもらって、また次にもほめてもらおうと思ったのに、次には怒られたわけです。

下手をすると、behavioral scienceというのは、ものを扱うのと似てくる。どういう人間関係があるかということを不問にすると失敗してしまう。そこが非常に大事です。

それから、たとえば学校へは来られるようになったとします。けれど、何も面白くないということがある。面白くないけど来ているというんだったら、面白く家にいるほうがいいかもわからん。人間の生き方とかいうことを考えなきゃならないし、そのときには精神分析的な考え方は役に立つかもわからない。しかし「精神分析的なやり方でやらないと駄目だ」という言い方はおかしいわけです。そして、「behavioral science なら絶対にうまくいく」という言い方もおかしい。私は、**その背後にある人間と人間の関係にもっと注目したらいいんじゃないか**という考え方です。その人の目標とか、目的に合わせないといけない。その人が、「学校へ行こうと思っているんですけど、うちのおかあちゃんが…」と話をしだしたら、それを聴くべきです。その人が言い出すかぎりは、おかあちゃんの話も聴きましょう。しかし、おかあちゃんの話もしないで、どんどん学校へ行くのなら、それはもう行ってくれたらいい。

　臨機応変にやっていったらいいんで、どっちが正しいということではないけど、人間関係を考えろというのが私のやり方なんです。

石井　ジェイコブソン先生もそうおっしゃっていました。「私は、どのやり方が正しいとか、どれが絶対だとかは思っていない。人と、問題によって、治療者側がいろいろ使い分けられればいいんだ」というふうにおっしゃったんです。だけど、私にはそれは難しいと思いました。

「あなたと一緒に歩む」

河合　いや、あまり使い分けということまで考える必要はないですね。「私はあなたのために役に立ちたい」と思っていることと、もうひとつの非常に大事なことは、医師が希望を失わないということなんです。

石井　はい。

河合　医師が希望を失ったら終わりなんです。

言ったとおりにしてくれたら「ああ、うまいこといったな」と思うけど、しなかったら「こんちくしょう！」と思う。そのときに口では「しっかりしなさいよ」と言うにしても、心では希望を失っている。するとそれが絶対に伝わるんです。だから、**よほどのことがあっても希望を失わない人間にならねばならない。私は、それがいちばん大事なことだと思っているんです。**

石井　私がアメリカへ行きたかったもうひとつの大きな理由に、糖尿病の治療が長くうまくいっていなかった方、あるいは気が付いていなくて失明されたような方に、なんと声をかければいいのか、ベッドサイドでどういう話をすればいいのか、当時はまったくわからなかったということがあります。

私がいまでも覚えている患者さんがいます。私がベッドサイドへ行って静かに座ったら、「先生、私は先生の言われるとおり、食事療法もきちっとやるし、インスリンも打つ。それで血糖をいい状態に保っている。だけどな先生、それで目が見えるようになるわけやない。**私、何が楽しみでこれを続けていくのか、何が楽しみで生きていくのかがわからんのや。それを教えてくれんか？**」って言われたことがあるんです。そういうときにどうしたらいいのか。

河合　そのときに大事なのは、実はわれわれにはその答えを教えられないということです。「**残念やけど、教えられない。教えられないけど、あなたと一緒に歩むのです**」ということをぴったり言えたらいい。それが伝わると、患者さんは自分で必ず見つけられるんです。

どうしても医師は、自分が何かしないといけないと思いすぎているのです。楽しみの見つけ役なんて医師にはできないんだから、「自分にはできないけど、楽しみを見つけられないあなたがどんなに辛いかはわかる」。そして、その辛いことを共感すればいいんですよ。そしたら、患者が自分で見つけます。われわれのやっているのは、その仕事です。「死にたい」という人に対しても同様です。

石井　ちょっとニュアンスが違うかもしれませんけど、同じようなことをジェイコブソン先生にも教えていただきました。さっき先生がおっしゃったことですが、「あなたはプロとしての希望を失ってはいけない」ということです。「あなたの役割は、それでもなお、その人の中にある生への期待とか、必ずその人がもっているもの、それを一緒に見つけること。それがあなたの役割であって、落ち込んでしまって『もう与えるものはない』と思うのはプロではない」と言われました。

河合　そうでしょう？　そうなんです。われわれが与えるのではないんですね。

石井　ただ、どんな本にもそんなことは書いてないんですね。

河合　近代医学はぜんぜん別のことをやっている。近代医学は、医師が薬を与えたり、手術をしたりして、「私がこうするから、あなたは良くなりますよ」というパターンがきっちりできあがっているわけです。そしたら患者さんのほうも、「先生、私の楽しみをください」とつい思ってしまう。

ところが、そのレベルまできたとき、近代医学でない方法に変わるわけですね。そのときに「それでも、私はプロとしてやるんだ」という態度を患者さんに示すことを教えてなかったら、たくさんの医師が「あんなのは医師の仕事じゃない」と言い出すんです。「あなたの考えることです」と言って、心の中では見捨ててしまう。それは絶対に患者に伝わるのです。

石井　糖尿病による失明に関していいますと、眼科医はすることがなくなっちゃうんです。そうすると、「もう眼科へは来なくていい」と言われる。でも、内科にはずっと通われるから、内科が引き受けるのですが、自分たちがその引き受け方をちゃんと知っていないというか、学習していないと、間違ってしまう。プロとしてちゃんと対応できないわけで、それはその当時、私にとって大きな課題でした。

患者さんに会うことが修練

河合　たとえば、「私は希望を失っていません。私はあなたとともにいます」と、口で言ったって駄目でしょう？　伝わらない。でもそのときに、体に触ることで伝わることがあるんです。しても仕方がないんだけれども、聴診器を当ててみて、「あなた、肺はなかなかいいよ。元気なもんだよ」とか言うことで、すごく違うでしょう？　これは「私は希望をもっています」のひとつの表現です。

実は私は兄弟とか従兄弟に医師が多くいて、彼らからしょっちゅうそういう話を聞かされたのです。私の兄はもう亡くなったんですけど、内科医で、そういう話が得意だった。「診察してるんやないねン。聴診器を当てたり、脈を取ったりしてることが、『一緒にやってるよ』ということなんだ」と。たとえば、看護師のちょっとした接し方で、何か「うん」という体験をする。その体験をするほうが、僕らが言葉だけでやっているよりよほど強いときがあるのですね。

石井　そこなんですね。コミュニケーションの勉強をずっと続けていますと、言葉至上みたいになってくる瞬間があるんです。どう喋ったらいいかとか、どう応対すればいいかとか。そういうことを知ることはもちろん楽しいです。「あ、そうか！　こう言えばいいのか」みたいに。だけど、どこかで「それぱっかりだと、ニセモノだな」と、自分で思う瞬間があるんです。

河合　内科医であれば、医師としてつながっているということが「あなたとつながっている」ということでしょう？　だから、やっぱりちゃんと型どおり体に触れるとか、そういうことで、思いが伝わるわけです。

石井　ジョスリン糖尿病センターでは、心理療法の考え方に違いはありましたけれども、どのスタッフも「いちばん重要なのは、患者さんがいまの状態、あるいは糖尿病という病気をどんなふうに考えておられるか。とにかく、それを聴くことから始めよう」ということでやっていました。

河合　同じですよ。

石井　それともうひとつ、自分たちの仕事、役割はhelpingだという。われわれは、何かを提供することや、治してあげること、それこそ夢や希望まで……と思っていたわけですが、そうじゃなくて、〝help patients to find ～〟と言うんですね。先生がおっしゃったように、患者さんが希望を発見することを手伝う、悲しみにじっと付き合っていることを手伝う、そういう役割なのだということも、私は初めて教えられたような気がします。

　そのhelpingという考え方は、モノや、技術や、科学的な方法ではなくて、人が変わっていくことを助けるということだと、皆さん言っておられたのが非常に印象的でした。

河合　私がそこで言いたいのは、そういうことは専門家でないとできないということ、誰でもできるというのは大間違いです。自分はそういう人間になるように鍛えに鍛えてきたのだと思っています。そうでないと、目も見えなくなって「先生、何もありませんわ」と言われたときも、ちゃんとその場にいて、希望をもっていることなんてできません。これは素人にはできない。

われわれが患者さんの前に立っているということは、バッターボックスに立っている打者とほとんど

一緒です。ただ1つの打席に立つために、どれだけ素振りをしているか……。ものすごい練習の結果、立っているのと同じで、われわれも鍛えに鍛えて患者さんの前にいるんだから、それは修練だということをものすごく強調しています。簡単にできると思うな、ということです。

石井　その修練というのは、どんなふうに？

河合　いつもそういうことを心がけて患者さんに会っているということ、そして初めのうちはスーパーバイザー（コーチ）が要ります。自分が患者さんと会って、そういうことを聴いたときにどう思ったか、どうしたかということをスーパーバイザーに報告して、スーパーバイザーと話し合いをすることによって変わっていく。これが大事だと思います。

その意味で小説を読む、映画を見る、音楽を聴くなどの必要があると思います。その中で、もう本当にどん底で、耳が聞こえなくなってから作曲したベートーベンみたいな人もいるわけですから、そういう人がいるのを知るのも大事なことでしょう。それがみんな修練の中に入るというのが、僕の考え方です。

（第二話へつづく）

●対談を終えて

石井　均

「何が楽しみで生きていくのかがわからんのや」

これは、日常臨床で出会った患者さんの語りである。まさにこのとおりの表現に出会った経験はないかもしれないが、「(そんなことするくらいなら)死んだ方がまし」という語りに出会われたことはあるだろう。そのとき、私たちはどのように患者さんに向かい合い、寄り添っていることができるだろうか。

患者さんがこのように語るとき、どう対応すればいいかについては医学書(教科書)には書かれていない。極論すれば、医学書には病気のことは書いてあるが、それをもつ生身の患者のことは書かれていない。たとえば、食事療法の有効性と食事療法の仕方は書いてあるが、「わかりました。実行します」という反応から、「いやです。そんなことできません」という反応まであることは書かれていない。また、その対応の仕方は書かれていない。

(それは)心です。そして心はいろいろでしょう?(河合)

(糖尿病)医療の実態あるいは現場は、そのいろいろな心が表現される場であるということだ。それを私たち医療者は受け止め、聴き続けるという行為を丹念に継続する必要がある。そのことによって患者さんのこころに治癒力が芽生え、諦めが希望に変わる。

このように、日常の糖尿病診療の、

ベースに人間関係があるということを忘れてはいけない。(河合)

医療の場は、そのようないろいろな心が表現できる場であることが、糖尿病治療においては基本なのだ。聴くだけでいいのか、ほかにもっと良い方法がないのかという医療者としての苦悩の表現は、言い換えれば、「(薬や手術は無効で)もう与えるものはない」という近代医学としての方法の限界を訴えているのかもしれない。

そのレベルまでできたとき、近代医学でない方法に変わるわけですね。(河合)

そのときこそ、希望をもって患者さんに会っていけるように修練を続ける必要があると述べておられる。

「楽しみがない、死んだ方がまし」、そう語られる患者さんの前にあっても、その人の未来を思える医療者になろうということではないだろうか。

この対談は、私が自分の医師として考え、経験してきたことを語りそれに対するコメントをいただくという形式をとった。その対談の中で、河合先生は本当に素晴らしい表情をされた。「そうでしょう、それは面白い」とおっしゃるときの、何ともいえない微笑も素晴らしかったが、「何が楽しみで生きていくのかがわからない」という患者さんの言葉をお伝えしたときの、「それは辛いですね」の表情で、「この先生には本当にその辛さがわかるんだ」と思った。先生にそういう表情をされると、まるで自分がその患者であって、その患者である私が先生に理解され包み込まれているような錯覚に陥った。「その人になりきることはできない、だけどその人になったように聴くことはできる。私たちはそのために修練に修練を積み重ねているのだ」と語られたことがあるそうだが、まったくその言葉とおりに行動できるのだと思った。

第二話

「痛いのだけ治してくれればいい。糖尿病は放っといてくれ！」

河合隼雄×石井　均

河合隼雄 Hayao Kawai

1928年兵庫県篠山市生まれ。臨床心理学者。京都大学名誉教授。京都大学教育学博士。2002年2月から2007年1月まで文化庁長官（民間人からの文化庁長官就任は17年ぶり3人目）を務めた。1952年京都大学理学部卒業後、アメリカ留学を経て、スイスユング研究所で日本人として初めて、ユング派分析家の資格を取得。その後、国際箱庭学会や日本臨床心理士会の設立など、国内外におけるユング分析心理学の理解と実践に貢献。1982年『昔話と日本人の心』で大佛次郎賞、1988年『明恵 夢を生きる』で新潮学芸賞受賞。その他『中空構造日本の深層』『とりかへばや 男と女』『ナバホへの旅　たましいの風景』『神話と日本人の心』『ケルト巡り』『大人の友情』、遺作『泣き虫ハァちゃん』など著作多数。

1995年紫綬褒章受章、1996年日本放送協会放送文化賞、1998年朝日賞を受賞。2000年文化功労者顕彰。2006年8月に脳梗塞で倒れ、2007年7月19日逝去。

私（石井）がジョスリン糖尿病センターから日本に帰ってきて、アラン・ジェイコブソン先生が言っておられたこととぴったりだと思った事例がありました。その事例は、われわれスタッフに勇気と人間のすごさを信じさせてくれたので、河合先生にも聞いていただきました。

ひとつの症例から学んだこと

石井　私は1993年に*2アラン・ジェイコブソン先生（ジョスリン糖尿病センター・メンタルヘルスユニット）のもとへ勉強に行きました。ジェイコブソン先生は*3フロイトの精神分析をベースにした治療を行っておられましたが、behavioral scientist の先生方は*4認知行動療法を行っていました。そして、この2つの治療は目標が違うということを思ったんです。

ジェイコブソン先生は、最終的に患者さんが自分に誇りをもつ*5(self-esteem)、自分であることに自信を取り戻すということを治療の目標にされていたのではないかという気がするんです。一方、behavioral scientist の先生たちは、あるひとつの行動ができるようになること*6(self-efficacy）を目標にされていたのではないかというふうに思いました。

河合　そうだと思います。

石井　ジョスリン糖尿病センターから日本に帰ってきて、こんな事例に出会いました。

事例◇30代半ばの男性で、3歳のときから糖尿病。私の病院へ来られたときには、人生を投げ出しているという感じだった。「自分は、死んだほうがいいんだ。そのほうが親にも迷惑がかからないし、親も気をつかわないでいい」と語る。来院した理由は、「いっぱい腫れ物ができて痛いからこの痛いのだけ治してくれればいい。糖尿病は放っといてくれ！」と言い放つ。

自分の人生は糖尿病をもったことによって何もいいことはなかった。あのとき——3歳のとき——に、母親が自分を病院にさえ連れて行かなかったら……つまり、そのときに死んでいたら、そのほうがずっと楽だったと言う。

われわれがもし心のケアという考え方を知っていなかったら、この方とはうまく付き合っていけなかったと思う。その後、入院のあいだに医療スタッフとのいろいろなやりとりがあり、ちょうど夏休みに糖尿病の子どものキャンプがあって、そこへ一緒に行ったりした。すると、その中で彼が変わってきた。自分が糖尿病をきちんと治療していくことによって、子どもたちに勇気を与えることができる、自分は人の役に立つことができると思い始めたのである。それを発見してから、この人はものすごく変わった。そっぽを向いていたのが、正面を向いてわれわれに接するようになった。

こういうことを体験すると、たとえば単にインスリン注射が打てなかったのを打てるようになるということだけでは十分ではないということを知らされるのですね。われわれは、従来医学という枠組みの中で仕事をしてきた。その考えと少し違う見方をしていなかったらこういう体験もできなかっただろうと、そのときに思ったんです。

河合　いまの事例を聞いていて、私は大変感激しました。そのお話を、先生が糖尿病の学会なり研究会なりで話されたら、それだけでずいぶん勇気をもつ人が出てくると思うんですよ。同じような医師なり、看護師が、似たような人が来た場合に「あ、これはダメだ」とは思わないようになるでしょう？　「あの先生のときに、ああいうことが起こったじゃないか」と思うだけで、**ほかの人の治療法や勇気を変えていくわけです。すごい意味があるでしょう？**

石井　はい（笑）。

ただ、学問的にいうと、ほとんど意味がない（笑）。そうでしょう？

河合　それはなぜかと言ったら、学問は近代医学に限られているからです。私は、「**医療学**」を**創れ！**と言っているんです。先生がもしいまの事例を発表されたら、医療学的にはものすごく価値があります。だけど、医学的にはほとんど無価値です。

いまの大きい問題は、医学のエライ先生がみんな教授になっていることです。そして、みんな医学を教えておられるんです。そこで医学を習った人が医療の現場へ出て行っている。ところが、医療学については何も習ってないから困っているんです。私は、近代医学が悪いとはひとつも言うつもりはない。だけど、医療学もあっていいんじゃないか、医療学の教授もいていいんじゃないか、ということを言いたいんです。そして、医療学的価値ということを皆で考えたらどうかと思ってるんです。

いま先生がおっしゃった事例は、近代医学における一例報告とは違うんです。先生の発表は皆の態度を変えるし、勇気も与えるということで、単なる一例報告とはぜんぜん違う。

臨床心理学の世界でも、それこそ「科学的」というやつが金科玉条だったのです。ところが、それはおかしい。本当に患者さんの役に立つことを発表したら価値があるはずなんです。だから、臨床心理学の世界では事例研究を研究として認めるということにしました。事例を発表しだすと、面白いことが起こった。みんな、発表を聴くようになった（笑）。

ふつう、学会って、ほとんど聴いてないでしょう？　ところが、われわれの学会は、みんな発表を聴くのですよ。会場の本屋さんがびっくりされてね。「ここの学会は珍しい。発表のあいだ、誰も本屋に来ない」って。なぜかといったら、聴いていることが役に立つからです。

医療学の必要性ということをもっと考えて、医療学的価値のある発表を評価するように、私は絶対になってほしいんです。いまの話は、私も聞いていて感激します。本当に素晴らしいですね。

石井 われわれのチームも、最初はこの患者さんから文句ばっかり言われたんですよ。薬の持ってきかたが悪い、テープの貼り方が悪い、「おまえらは私のことをバカにしている」と……。それを一生懸命付き合ったのは、私だけじゃできないわけで、当然担当医がいて、看護師たちがいて、皆なんとか自分たちが、この人、この糖尿病をもった人生を変えてほしいという気持ちがあったんです。それで、こういう結果をわれわれが経験できたというのは、たぶん皆にとって人生の財産になったと思っています。

河合 本当にそうです。もうひとつ大事なのは、その細かいことを全部、発表することです。さっきおっしゃったとおり、そういう人は本当に些細なことで怒りだす。

石井 そうです。

河合 同じことが、日本中で起こっているわけです。そのときに、先生のその発表を聴いた人は「あ、こういう意味で言っているんだな」とわかるので、対応が変わります。だから、そのディテールがものすごく大事になってくるんです。

石井 毎週のカンファレンスで、いままでだったら、こういう感じの患者さんが入られるときには、皆が「わぁ、しんどい」と言っていたんです。ところが先ほどの体験をしてから、私が「今度の方は、さすがにしんどそうやな」とか言うでしょう。そしたら若い看護師が、「先生何言うてんの！ **この人がどう変わるか楽しみです**」って言い出したんです。

河合 すごい。それは希望ですよ。

石井 そういうときに、自分がすごく勇気づけられるんです。私は、それを多くの人たちが体験してくれたらいいなと思っています。

喋ってくれない人への援助法はあるか？

石井 私たちは、必ず患者さんの考えを、まずお伺いするんです。初診のときには、まず4つのことをお伺いします。

①「きょう、ここへ来られた理由を教えてください」
②「来られた理由について、あなた自身はどんなふうに考えておられますか」
③「そのことについて、どんなことが不安ですか」
④「きょう来られた問題点以外で、あなたがいちばん心配しておられることを教えてください」

その4つを必ずお伺いして、そこから、たとえば「今回は血糖のコントロールが悪いから入院しておられますけれども、あなたの考えでは、それをどのくらい良くしようと思っておられますか。あるいは、このままでもいいと思っておられますか」と尋ねていくやり方をしています。要するに、治療方針というと、いままでは医学的な方針ばかりで決めてきたんだけれども、そうではなくて、患者さんの希望を入れて、一緒に目標を決めるんです。そのほうが、お互いのフラストレーションがないし、うまくいく。

河合 素晴らしいと思いますね。そういうことを、本当に皆に知らせることが大事だと思います。

石井 それで先生、ひとつ問題が出てくるんです。

そういうやり方は、あくまでも言葉の力を借りていることで、言葉のやり取りでは限界のあることがあります。端的にいうと喋ってくれない人がいるということです。

「いまのことどう思う？　しんどい？」

「別に」

「治療のどこが嫌？」

「別に」

「体調はどう？」

「まあまあ」

という感じで、本人も、自分が何をしたいのか、何がしたくないのか、どうなっているのかイメージがもてないというのか……。

河合　そうそう。

石井　この人たちに、どういう援助法があるのかをお聞きしたいんです。

河合　よくわかります。難しい人ほど、言葉がなくなります。希望をもっていませんのでね。それでも、こちらにやる気があれば、**希望をもってその人に会い続ける**ことです。「別に」と言われると、「もう、しかたないな」と心の中で切って捨ててしまう。それを絶対に切らないで、また会うんです。それを続けているとだんだん変わってきます。われわれの場合でいうと、引きこもりの強い子がそれです。

石井　なるほど。

河合　ちょっとものを言うようになってきたら、「大学なんて行ったたってしかたないでしょう」と言うわけですよ。まあ、そうですね、行ったたってしかたないですわねえ（笑）。極端に言ったら、生きていてもしかたないですからね。それを、「しかたない」と言うのを「そうね」と言ってまた次に行くんです。繰り返していると変わります。不思議なものですよ、人間というのは。

そのときに、嫌々行くのか、「おもしろいなあ」と思って行くか、そこの差だけです。そのときに、さっきの看護師と同じように「どう変わるか楽しみです」となってきたら、こっちが強いんですね。私はいつも思いますよ。こちらの人間と、その人のもっている課題の重さとの、容量の勝負みたいなものですね。

ひとつ面白い例を言いましょう。昔のことですから、その頃に10歳で摂食障害になっているといったらよほどの子です。私のところへ来たので一緒に遊びました。「また来る？」と言ったら、だいたいはおもしろいことに、みんな「来る」と言うのですが、その子は、「来ない」と言ったんです。私も、遊んでいるときにわかるのです。「ああ、これは向こうのほうがうわ手や。大物が来たな」って（笑）。

それで次の週、待っていたら来なかったんです。

そういうときには、「せっかく待っていたのに残念だった。いつでも来てくれたらいいし、来れなかったら手紙のひとつでも書いてくれたらいい」というような手紙を出すんです。ところが何も言ってこない。結局、お母さんと会って、お母さんと頑張って子どもが治ってきました。

それはそれで解決したと思っていたら、それから11年経ったときに、その子が手紙をくれたのです。「先生は、いつでも、なんでも手紙を書いていいと言っておられましたから、手紙を書きます。私は、おかげでいま元気にしています。先生の手紙は、私の宝でした。いまでも持っています」と書いてあるんです。それから会いましたけど、そんなこともあるんですね。**もう役に立たなかったと思っても、役に立っているときもあるんです。**

分析はする必要ない

石井　心理の領域よりも医学のほうがわかりやすいのは、数字が出るからだと思うんです。自分のやっていることが、良くなったと数字になって出てくるから安心してやっている。それが逆に悪くなっていったら、やっていることが間違いだとわかる。

河合　先生方の治療の中では？

石井　数字はないんです。

河合　治療はこれでうまくいっている、いってないという感触は？

石井　その手応えは、ずっと経験を積むことです。

河合　細かいことが見えてないと駄目で、それには知識が要ります。単に「希望を失わずに」なんて言ったって、希望など、すぐになくなります。大学院生に言ったことがありますが、「この人は、おそらく半年間は同じことを言う。ぜんぜん変わらないと思うけど、服装はちょっと変わるよ」と。そしたら、その人と会うのに希望をもてるわけですよ。

石井　なるほど。

河合　言うことはいつも同じで、「生きていてもしかたない」と言っているけど、少しずつ服装が良くなってくる。だから、**観察眼がないと駄目**なんです。そういう点の訓練が必要です。

石井　糖尿病患者さんの中には、インスリンの注射がどうしてもできない人がおられるんです。ふつう、皆嫌ですし、嫌であたりまえです。だけど、まれにお腹の皮膚まで注射器を持っていくと震えて固まってしまう人がいるんです。ガーッと震えてきて、固まって打てないんです。

こういう方がいるのには何年か前から気付いたんですが、いちばん最初の症例は、よくよく話を聴いてみたら、「そういえば、小学校のときの予防接種で、はがいじめにされて打たれたことがある」と思い出してくれました。2人目は、予防接種で針が残ってしまったのを思い出した例でした。3人目は、「きっと思い出があるはずだ」と聞いてみても注射に関する怖い体験は絶対にないと言う。それで外れたなと思っていたら、ある朝、私を待っていて、「先生、実は夢に出てきた」と言うんです。

河合 おお、すごいねえ。

石井 夢の中で、子どものときに確かに嫌々打たれた場面が出てきたと。それを忘れていたと。

河合 それは潜在記憶というんですが、夢に潜在記憶が出たという事例はずいぶんあります。でも、すごいですねえ。

夢の分析をしているうちに糖尿病が良くなった人がありますし、喘息が治った人もいる。そのために来ているわけじゃないんですよ。聴いて、一緒に話し合いをしていたら、絶対良くなっていくと思います。皆、**それを下手に分析するから駄目**なんですよ。分析なんか、する必要ないんですよ。

近代医学を超えたものを扱う「プロ」

石井 アメリカで気が付いたんですけど、臨床心理の先生は、患者さんに対する接し方だけじゃなくて、われわれに対してでも違うんです。

ジョスリン糖尿病センターに行く前、英語さえわかれば来ていいと言われたのですが、本当はそれがいちばん難しいことで、すごく気にしてたら、ことあるごとに「ちゃんと英語もできてるじゃないか」というような関わりをしてくれるんです。そういう中で、チームの一員になっていける。それをみていると、心理の専門家は単に仕事のうえでだけでなくて、日常絶えず、人との関わりの訓練を心がけておられるということに気が付いたんです。

河合　われわれみたいな仕事をしている者は、毎日が修練だと言っています。毎日人に接しているわけですから、そのくらいのつもりでいないといけない。

石井　そのことと深く関連するんですが、私がアメリカへ行って大変びっくりしたのは、臨床心理の先生方が糖尿病の患者さんのことをとてもよく知っておられることでした。私はそれまで、患者さんを週に100人以上診ていました。でも、臨床心理の先生たちは、週に4～5人しか会ってないいんですよ。経験も私より短いのに、ずっとよく知ってるんです。それは、ものすごいショックでした。

日本にも、そういうプロが必要だと思うのです。

河合　私も、そういうプロが必要だと思います。

近代医学のほうで良くなる人はいっぱいいるわけですから、それはそれでいいんですよ。それを超えたものを扱うのは、そのプロでないといけない。

そのプロを、皆で頑張って養成していこうじゃないかということを、私なんかは必死になって言ってきたわけです。その根本は、石井先生がそういう人たちを集めて事例研究をされることだと思います。そして、たとえば10人とかが集まって、順番にケースの話を、ディテールにわたって、「そこでこう言ったほうが良かった」とかやっていく。それを継続していかれたら、その人たちが成長して全国へ広がり増えていくと思います。

だから、「糖尿病医療学研究会」[*7]という名前で、そういうことを考える専門家を養成されたらいいと思います。そして**その根本は、皆で事例を検討してやり方を考えていくこと**だと思います。

石井　その専門家としては、ぜひ臨床心理の先生にやっていただきたいと思っているんですが？

河合　私がいちばんやりたいと思っているのが、そのことです。糖尿病やアトピー、要するに、**近代医学を超えたところに、僕らがどんなに役に立つか**を示したいと思っています。

言語で表現できない人で、箱庭療法[*8]で表現する人がいますので、糖尿病の人が箱庭を作ったらどうなるだろうというのも実際にやってみたいですし、そういう事例研究なんかもやりたい。石井先生のお話を、いっぺん臨床心理士の皆さんにしてほしいと思うぐらいです。いまの体験談を、初めから言ってもらうだけで、皆、感激すると思います。

石井　一方で、医療の資源として、いまその役割は、医師、看護師、栄養士というところが担っていくことが多いわけですが、その人たちが、臨床経験のある専門家の指導なしに「こんなことくらい簡単だ。このくらいだったらできる」というのは、ある面、危険性があると思うのです。

河合　臨床心理士として鍛えられて、しかも病院の中で働くような人材をつくっていって、「そういう人はたしかに違う」ということをわかってもらうことが大事ですし、そういう人をつくっていかねばならないと思います。いまでも、そういうところで活躍している人はいますけれども、もっと組織的にやっていくべきだと思います。

石井　最後に、糖尿病患者さんの心理を援助しようとする人たちへのアドバイスをお願いします。

河合　できるかぎり一緒に仕事をさせていただきたいという気持ちが、非常に強いです。臨床心理士でそういうことをできる人を、職場でどんどん活用していただくとありがたいし、私たちも、共同研究などができたら幸いだと思います。これから、医療学というものを創るということを、本当に考えていただけたらありがたいと思います。

石井　どうもありがとうございました。

（2004年10月17日、東京にて）

●対談を終えて——石井　均

患者さんからの語りには、治療に対する質問、相談や依頼ばかりではなく、拒否や不信、怒りが含まれている。そのような発言に私たちはどう対応すればいいのだろうか。

「痛いのだけ治してくれればいい。糖尿病は放っといてくれ！」

入院時にこのような発言をした患者さんに対し、私たちは、患者さんのお話をお伺いする中から、この方のそれまでの人生（のストーリー）を考えるようになった。幼くして糖尿病になり、困難な人生を歩んでこられたことを想った。この経過を通じて、私たちは、この方に自分とその人生に対する誇りや自信を取り戻してもらいたいと思うようになった。

その中で、いくつかの偶然とも思える出来事が重なり、彼は、自分が糖尿病をもちながらしっかりと生きていくことが同じ病をもつ人に勇気を与えると思い始めた。彼の表情が変わった。通常の医学的対応だけに終始せず、この人の人生を想う私たちの姿勢が伝わったのかもしれない。

この事例（症例）をご紹介したとき、河合先生の表情が変わった。

いまの事例を聞いていて、私は大変感激しました。

そのお話を、先生が糖尿病の学会なり研究会なりで話されたら、それだけでずいぶん勇気をもつ人が出てくると思うんですよ。（中略）ほかの人の治療法や勇気を変えていくわけです。すごい意味があるでしょう？

病気（だけ）ではなくて、（その病をもつ）人間というものを相手にしなければならない（中略）……（だから、そういう領域を扱う学問として）私は、「医療学」を創れ！　と言っているんです。先生がもしいま

の事例を発表されたら、医療学的にはものすごく価値があります。（河合）

このとき河合先生から初めて医療学という言葉をいただいた。

対談ではこの後、困難な状況にある人に出会ったら、とにかく希望をもって会い続けることだと語られる。

繰り返していると変わります。不思議なものですよ、人間というのは。「どう変わるか楽しみです（看護師）」となってきたら、こっちが強いんですね。私はいつも思いますよ。こちらの人間と、その人のもっている課題の重さとの、容量の勝負みたいなものですね。もう役に立たなかったと思っても、役に立っているときもあるんです。（河合）

これらの河合先生の言葉に私たちはどれほど勇気づけられるだろうか。これらの言葉は医療的関わりを通じて得られたものではないが、こころや行動の問題をもつ人たちを見てこられた経験からの「臨床の知」であり、それが医療者としての私たちにもとても役立つということであろう。だから、「医療学を創れ！　と言っているんです」と力説されたのだ。

対談は1時間だった。終了と同時に次のお仕事へと向かわれた。包み込まれるような感覚、抱えられるような感覚、何でも受け止めてもらえるような感覚、を味わっていたのだといま思う。

『一房の葡萄』

「明日はどんなことがあっても學校に来なければいけませんよ。あなたの顔を見ないと私は悲しく思ひますよ。屹度ですよ」

さういって先生は僕のカバンの中にそっと葡萄の房を入れて下さいました。

有島武郎「一房の葡萄」（叢文閣、1922）

◆言葉と行動変化

私の知る範囲では、糖尿病治療に関して、この話さえすれば患者さんの行動を効果的に変えられるというような「魔法の杖」の発見報告はない。

ただし、医療者の話す態度についての報告はある。それに関していえば、「習慣や行動を変えてやろうと、指示的あるいは強制的な言い方をすればするほど、結果的にその習慣や行動は変わらない」というものである。医療者はついつい自分の知識や専門性に頼ろうとする。その力で他者の習慣や行動を変化させようとする。しかし、そういう態度で臨めば臨むほど、患者の行動は変わりにくいということである。

また、変化を促進するコミュニケーションのあり方をダイナミックなプロセスと捉えた研究は多い。たとえば動機づけ面接（motivational interviewing）や変化ステージモデル（transtheoretical model）である。これらの行動変化理論の基本構想は、①行動変化はある一時点で決まる（起こる、起こらない）ものではなく、時間的に展開していく過程であるということ、②行動変化は双方向的な情報交換によってもたらされる、ということである。

これらの理論によると、もし何か医療側の言葉に対し患者の行動変化という反応があったとすれば、それは、その言葉を受け入れる準備が患者側にあったということになる。

◆Yes But Syndrome

医師：「合併症を防ぐには食事療法が有効です」
患者：「はい。それはよくわかっています」
医師：「だったら、間食をやめましょう」
患者：「でも、私は甘いものに目がないんですよ。いただきものも多くって」
医師：「食べると血糖が高くなるでしょ」
患者：「はい。そうなります」
医師：「誰かにあげるというのはどうですか？」
患者：「でも、もらってくれる人もないし」
医師：「では、捨てればいいじゃないですか」
患者：「でも、もったいないし」
医師：「あなたは、血糖値を下げる気があるんですか」
患者：「はい」
医師：「……」

このような会話に陥ってしまった経験をお持ちではないだろうか？　決め手として送り出した言葉がことごとく跳ね返されている。「総論賛成、各論反対」といえるこのような患者の返答を、「Yes But Syndrome（はい、でも症候群）」という。これは医師の説得に対する患者の抵抗を示している。こんなときはどんな説得も決め手にはならないだろう。すなわち、この患者は医療者の言葉を受け入れる準備状態になっていなかったのである。

◆関係を作る言葉

患者が医療者の言葉を受け入れる準備状態になるまでに、医療者が患者の考えを聞きとるプロセスが必要である。このプロセスの継続を保証する言葉が重要であろう。たとえばそれは、逃げ出したい気持ちを必死に抑えながら来られた患者さんに対する、「よく来てくれましたね」であろうし、「私はあなたとともにこの問題を考えていきたいと思います」であろう。

さて、冒頭の引用であるが、有島武郎が子どもたちのために書いた小説「一房の葡萄」の一部である。「僕」は風景画を描いていたが、本当の海の色が出したくて友達の絵の具を盗んでしまう。しかし発見され、先生のところへ引き出される。恥ずかしさのあまり泣き出し、泣き疲れてしまった「僕」に対し、先生は冒頭部分のように約束したのである。翌日少年は重い心を抱えながらも登校した。

「明日学校へ来なければいけませんよ…」は少年の行動を促す決めゼリフとなった。しかし、推測をたくましくすれば、決め手は「来なければいけませんよ」という〝先生の指示の重さ〟ではなく、「あなたの顔を見ないと私は悲しく思ひますよ。屹度ですよ」という、先生のこころに占める〝僕の重さ〟を知らされたことではないかと思われる。

もっと言えば、「僕」を突き動かしたものは先生の言葉だけではなく、「もう一度先生のやさしい目で見られたい」という関係性であったことを、私たちは忘れてはいけないだろう。

わたしとあなたの関係性を保証する言葉と存在こそが、糖尿病患者の行動変化を支える基礎となるのではないだろうか。

第三話

「先生はそう言うけど、私、調子がいいんだ」

養老孟司×石井 均

養老孟司 Yourou Takeshi
1937年神奈川県鎌倉市生まれ。1962年東京大学医学部卒業。1年のインターンを経て、解剖学教室に入る。1981年東京大学医学部教授に就任。東京大学総合資料館長、東京大学出版会理事長を兼任。1989年「からだの見方」(筑摩書房)でサントリー学芸賞を受賞。1996年北里大学教授に就任(大学院医療人間科学)。大正大学客員教授を兼任(人間学原論)。1998年東京大学名誉教授。現在、朝日賞、小林秀雄賞、山本七平賞選考委員を務めている。
主な著書に、『ヒトの見方』『解剖学教室へようこそ』『考えるヒト』『人間科学』(以上、筑摩書房)、『形を読む』(培風館)、『唯脳論』(青土社)、『涼しい脳味噌、正続』『臨床読書日記』(以上、文藝春秋社)、『脳に映る現代』(毎日新聞社)、『カミとヒトの解剖学』『脳が読む』『本が虫』『日本人の身体観の歴史』(以上、法蔵館)、『身体の文学史』(新潮社)、『毒にも薬にもなる話』(中央公論社)、『ミステリー中毒』(双葉社)、『脳と自然と日本』(白日社)、『虫眼とアニ眼』(徳間書店)など多数。

「糖尿病とは何か」を理解することは容易ではありません。糖尿病を体で感じるのが難しいということがあります。高血糖症状はあっても軽微ですし、長続きしません。したがって、「慢性的な高血糖状態に基づく代謝異常と、それに起因する全身臓器の血管障害」という病気を理解するには、かなり想像力をたくましくする必要があります。

医療者が糖尿病の話をできるとすれば、それは多くの糖尿病をもつ人たちと関わりを持ち、糖尿病という病気のレベルだけではなく、糖尿病をもつ人のレベルで疾患を認識できているからだと思います。

しかし、私たちがお伝えできるものはその全体観ではなく切り取られた情報です。それを受け取る側がどう解釈し、どう行動に影響するか、そのあたりを養老先生にお伺いできれば幸いです。さらに、養老先生が糖尿病という疾患をどう位置づけておられるか、食べるということに対して脳はどのような支配をしていると考えておられるのか、などをお伺いします。

食べるということ

石井 先生は、食べることはお好きですか。

養老 私は、世にいうグルメというものにはまったく関心がないのです。たぶん育ちに関係があって、私は、フルに食糧難を経験した。「フルに」とは、途中で生まれたわけではないということで、食糧難の時代そのものを完全に通ってきたということです。だから、食べることに関してはまったく関心がない、食事はできればいい。

食糧事情が良くなってきたら、今度は、お腹がいっぱいになればいい、とにかくよく食べる世代だった。ですから、いまも多少太り気味ですし、この年になっても食べるものをあまり選ぶことがないです。いまの人にはわからないかもしれないけれども、調味料や砂糖の類が、戦争中にはまったくなかった。同じ「まずい」というのでも、まずさが違う。まさに調味料の「味」がないのですから、味の調えようがない。「代用調味料」なんて懐かしい言葉ですが、サッカリンとか、ズルチンのようなものしかない時代です。

石井 戦後、昭和30年をすぎた頃から、日本の糖尿病は少しずつ増えてきて、平田幸正先生[*9]（元東京女子医科大学名誉教授）が最初に糖尿病の本を書かれたのはそのころです。

養老 米国の食糧政策もあったと思いますね。給食を食べさせ、できれば日本国民に牛肉を食べさせ、小麦を食べさせ、乳製品を食べさせようとしたのではないでしょうか。

石井 単に救援ではなくて。

養老 当時のアメリカは、大変な農業国、生産国ですから市場が必要です。日本が大きなマーケットになると予測していた。

石井　それは、すごい政策ですね。まんまとあたりました。

そして食糧事情が変わり、車社会になり、生活が変わって、糖尿病が増えたというのが一般的な見方ですが……。

養老　背景にある社会的変化が大きく、われわれは、食糧難を通ったために、子どもたちが食べるということを優先してきたと思います。私が子どもについて感じるのは、われわれには子どもはお腹を空かせているという前提がありました。

いま、それが違うなというのを、子どもを育てている過程で気付かされました。学校から帰ってきたら何か食べさせようと思うのですが、子どもはお腹が空いていないと言って食べない。生き物はそうやって本能的に調節しているので、食べすぎるはずはないのですよね。

石井　あ、そこです。私はそこが聞きたい。

感覚を失っていく

養老　原因は都市化だと思う。都市化していくと、感覚機能が落ちてくるのです。テレビで、アフリカから視力が4・0とか6・0とかの人を呼んで「目がいい！」って感心したりする。そのときにテレビ局の連中は、「ひょっとして、自分たちの目が悪いのじゃないか」とは反省していない。人間が本来生きているような環境であれば、視力が4・0とか6・0とかなければ、目の意味がない。ところが、現代人が見ているものというと、上司の顔色であり、テレビやパソコンの画面でしょう? その人たちは、4・0とか6・0とかの視力はもっている必要がないから、退化してしまっている。その人たちが、健全な暮らしをしている人たちに「目がいいですね」なんて言う。つまり、感覚が鈍磨していって、**感覚の能力が落ちていくということに対して、なんら社会的な痛痒を感じていない**。

いわば根本的なことを失ったわれわれが創っていく社会というのは、敏感な感覚をできるだけ使わなくてよろしいという環境を創っていくことになる。それがきわまってきて、ごく普通の都会の人がそれに気が付いたときに出現したのが、「違いのわかる男」というコマーシャル。要するに、人々は違いがわからなくなってしまっている。

食べ物についてよく言われるのは、いまの子どもはファストフードを好んで食べるということです。われわれは、昔の食物の味を覚えていますからファストフードは歓迎しません。それをいちばん強く感じたのは、東南アジアの田舎に行ったときで、そこの市場で売っているキュウリに塩をつけて食っていれば平気だと思いました。子どものときの感覚が戻る。しかし、いまの子どもにはそれはない。キュウリはまったく水みたいな味で、それを徹底的に小さく切って、マヨネーズをつけて食うというのが一般的でしょう? だから、年輩の人たちは、昔のトマト、昔のニンジンのような味はまったくなくなったと言います。

感覚をどんどん失っていった結果、何が起こるか。食事に対するある意味での好みが鈍磨してきて、それでファストフードを好むようになる。非常に強い味のものをひたすら食べるようになっていく。そういう社会を創ってきたなあという気がしますね。

おそらく糖尿病でひっかかっている人たちというのは、それよりも上の世代でしょうね。

石井　いま問題になっているのが40～50歳代ですから、子どものころまだファストフードは入っていないか、入りかけてきた世代でしょうね。

感覚が優先すると言葉ができない

石井　動物には、ある程度食べたらストップがかかるメカニズムがあるとおっしゃいましたが、それは、当然人間にもあったはずですね。それが止まらなくなるというのはどうしてしまったのでしょう？

養老　全体に感覚が落ちてくるのですが、人間は、意識を中心にしていく癖があります。これは、一種の進化的傾向で、たとえば言語のない状態から言語を創っていって、言語の中で暮らすようになると、急速に意識中心の生活に向かっていく。

人間は、自分自身に対して、環境を人工的に創ることによって自分たちの種族に対して特定の選択圧をかけられた動物です。

石井　ほぉ？

養老　なぜ人間に言語が普及したか。言語能力の低い人というのはたくさんいたはずですが、おそらくこういう社会で生きていく過程でどんどん振り落とされていると思います。現在では、生まれた子どもに言語能力がなければ、完全に施設にいくことになります。それは生存能力がないということになります。

石井　そうですね。

養老　でも、そういう形で、いたるところで必ずプレッシャーがかかっています。それで、いってみればきわめて特殊な能力をずーっと伸ばしてきています。

石井　ああ。そうですね。

養老　それが、感覚とちょうど対極にある同一性です。感覚が「違う」を示す係数だとすれば、言語は「同じ」という能力です。動物は、「同じ」という能力をもたないというと言いすぎですが、「同じ」という能力をもたないと感覚が優先する。感覚が優先すると何が起こるかというと、言葉ができない。なぜ言葉ができないかというと、高い音で話された単語と、低い音で話された単語は違う単語に聞こえますからね。

絶対音感では、音が優先しますし、現在、動物が絶対音感だということはほぼ証明されてきています。人間は、赤ん坊のときには絶対音感をもっているのですが、育っていく過程で相対音感に移行してしまいます。なぜ移行していくかというと、おそらくそれは、言語を頻繁に使用するようになるからです。お母さんが高い音で言ったことと、お父さんが低い声で言ったことが違うように聞こえたのでは困るからです。そのために邪魔になるのは、感覚なのです。

それで、高い音で言おうが、低い音で言おうが、われわれの使っている単語のように、ある音のパターンとして示して、全体のパターンを捉えて、それを「同じ」と認識する能力というのが、明らかに言語です。言語は、聴覚系と視覚系というまったく違う入力系をまったく同じように使います。

動物は、耳で聞こえたものと、目で見えたものを「同じ」と思うはずがありません（笑）。もちろん、人間だってそうですから、約束事として言語を創るわけです。ネコという文字とネコという音とは何の関係もありません。それを教育としてくっつけるわけですね。それは、「同じ」にするという能力が強くなければできないことです。

おそらくそういう形で、感覚を抑えていく。感覚を、ある意味でできるだけ貧弱にしていかないと、人間の社会に適応することは非常に難しい。

だから、アフリカの人の目がいいんじゃなくて、あなた方の目が悪いんじゃないの？　という感覚が消えていくわけです。動物を見ていて、目がいいのは当たり前でしょう？　彼らには、そういうプレッシャーがかかっていないから。

そんな当たり前の議論が、どこでもなされていないような気がするのです。人間のもった能力は何か、生物としての人間が能力を発揮するうえでいちばん大きく選択圧をかけたのは何かとか、生物系の人は人間の議論をしませんし、文科系の人は当然、そういう見方をとりません。

糖尿病という病気は、いわば**生物学的な現象を基礎にもっていると同時に、おそらく非常に文化的な側面をもっている**。

石井　そうですね。

糖尿病はどこから病気になるのか

石井　医学面からですが、人類は、何百万年かにわたった飢餓の時代に適応できる遺伝子と能力をもっているはずですが、食べ物を自由にできるようになったことが大きい問題で、それが、糖尿病（2型）という疾病を生んでいるのではないかと言われています。

養老　私は、医学部に行っていましたけど、病気が嫌いでね（笑）。病気のことはずっと考えずにきたのですが、たしかに糖尿病というのは変な病気だなということは思っていました。

根本的にインスリンが欠けているという遺伝的なものは別にしていえば、「これはどう考えても病気じゃねえなぁ」とか思いました。日本の糖尿病人口を考えたら、これはある種の適応形態ですよね。すると、いったい糖尿病の患者さんというのは、どういう状況を前提に生み出されたのかということがとても面白かったわけです。「いったい、ああいう人たちはどこが有利なのだろう」と。おそらく、それを有利だとする外部条件が生物学的にあったとしても不思議はないわけですよね。

病気の定義を考えたときに、簡単にいえば、本人が苦痛を感じる状態というのがありますね。ところが、感じない病気があるというけれども、それは病気じゃないんじゃないか、そういう人生もあるということじゃないかなと思うのです。それを、客観的と称して、標準を置いて見るから病気というカテゴリーに入るので、それは医学の勝手です。いちばん乱暴な例を取れば、背骨がどれだけ曲がっていたら病気かというのは、定義からいったらどんどん変わります。糖尿病も、それに近いのではないか。糖尿病というのは、おおよそ症状がない。そうなると、「あなたは病気です」と言われて、そう認知できるかという点で非常に難しい病気だと思うのです。

石井　臨床疫学、統計学あるいはエビデンスで決められる病気ですね。ある血糖値の範囲に入っている人が、たとえば10年経つと目に合併症を起こすというデータが集積される。そうすると「いま、あなたは〝危ない〟範囲に入っているから治療しましょう」ということになるわけです。

そして治療ですが、いちばん基本が食事療法で、「エネルギー摂取を抑えてください、バランスを考えましょう」という形をとります。そして、「運動をやってエネルギーを使ってください」ということで、要するに、作られた構造の中で失ってきた感覚や身体活動をもう一度取り戻しなさいというわけです。

多くの症状のない人たちにとっては診断、予後、治療効果のすべてを頭の中で組み立てなければなりません。感覚では捉えられないことを、頭の中で組み立てて、「きっと自分のやっていることは有効だろう」と納得していかなければならない。

われわれは、それは当然だと教えられてきましたけれども、これは非常に難しいことではないかと思うのです。

糖尿病はヴァーチャルな病気である

養老　**患者さん自身にとって糖尿病はヴァーチャルな病気だ**ということですね。

石井　そうなのです。

養老　私なんかも、完全にそういうタイプの患者でしょうね。そもそも、調べたことがない。調べて糖尿病だとわかってどうするかといったら、「ああ、めんどくせぇ。以上、終わり」ですよね。

それで寿命を延ばすということに対しては、「ほんとに延びるのか?」という別の疑いがある。端的に言えば、しょっちゅう乗っている飛行機。あれが落ちたらそれきりです。それを、たまたま生き延びていって、そこから先……と言われたって、どれだけ儲かるのか。そういうところを、けっこう厳しく査定すると、病院に行くことはずいぶん時間を食うし、このクソ忙しいのに……というのから始まって、その間は、病気だということでさんざん不愉快な思いをしなければならないし、心配もしなきゃいけない。

根本の医療の問題に関わってくるのですけれども、医療にかかってどれだけ得をするのか。特に、予後がはっきりしていて、計算できると、お医者さんは、「こういうことをしたらいいでしょう」と言うけれども、そこにはある前提があって、寿命が延びるから良いということがあり、よけいな医療費を使わなくて良いということがあるわけですが、実はそこには不確定要素が非常に大きい。**いまの医療の問題点は、患者さんの人生に対する必然性を与えることなく、医学的必然性で押すこと。**それで、**患者さんにとってどこまでもヴァーチャルな病気であって、「自分のことじゃない」という感じにさせられる**のです。

客観性と主観性の乖離ですけれども、その客観性が本当の意味の客観性ではなくて、医学的な価値観によるもの、はっきりいって**他人の主観**です。よく出てくるジョークで、「あなたはこういう病気ですから、酒も、タバコも、女もやめなさい」「そうするとどうなるんですか」「寿命がこれだけ延びる」「だけど、そのあいだは死んでるのと同じじゃないですか」って（笑）。

ヴァーチャルなところに引っかからないバランス

石井　糖尿病がヴァーチャルになったからいろいろな問題が起こっている、もう一方の身体感覚を取り戻すということをなくして、それで何かやれといっても、頭の中でグルグル回すしかないだろうということがあります。先生は、頭の中だったら、欲望は無限大だけれども、身体を使っていると、どこかで身体情報として限界を教えてくれるとおっしゃっていますが、そのへんのことをお話しいただけますか。

養老　現代科学のもっている客観性で押していけば、糖尿病の典型的な、きちんとした体系ができるわけです。体系を作ること自体が正しいということでやってきたわけですけれども、大多数の普通の人は、どうしてもそこから落っこっちゃう。

だから、それを専門家がやればいいというのが、いままでの分業の意見だったのだけれども、病気か、病気じゃないかわかんないというケースが増えてきたわけです。それを成人病といっていたわけですが、そういうものを取り扱うときには、専門的に取り扱われるのが正しいというのは、たぶん違っていると思う。

普通の人の暮らし方といったときにいつも考えるんだけど、中庸ということの本質はそれですね。それでどこに戻すかというと、自分自身の、個人のバランスに戻すしかないんです。それは、身体と意識です。人間の意識というものは、動物の中で非常に突出しています。そのためのアンバランスが当然起こってくるから、**突出してしまった意識と自分の体というものを、どのあたりで折り合いをつけて収めておくかは、個人の問題であると同時に、社会の問題**なのです。

おそらく「私の意識」と「私の身体」との関係を、同じようにもっている、都会か田舎かわからない土地、ないしはそういう暮らし方がいいんじゃないか。

私は虫を捕るのが好きですが、やっぱり虫を追いかけていると調子がいいんですよね。その間、都会で起こっているいろんなことを全部忘れる。しかも、都会では使わない感覚を全部使わなきゃならない。

石井　ああ、そうですね。

養老　やっているあいだは、記憶がない。

石井　ほぉー！

養老　もちろん、ある程度のエピソード記憶はある。ここからあっちへ行くとか。だけど、どこで何をしたいと思っているわけではない。虫を捕っていると、どこに虫がいるかというようなことはすぐに覚えちゃう。だいたい、虫を捕りにいくときには筋書きがありませんから。きわめて漠然と、「このへんを歩いて行こう」と決めているだけです。

そういうことをやっていると、自然にヴァーチャルなことに引っかからなくなる。要するに、「ヴァーチャルな世界は、ヴァーチャルなんだな」とわかる。そうすると、逆にヴァーチャルな世界に入れられても、別になんともない。それが、バランスです。

運動選手がスランプになったら休まなきゃいけないといいますが、私はあるとき「それじゃダメだな」と思った。私は、ある演奏家がぐっすり寝込んだときに、その人の指を見たことがある。動いてるのです。専門家は、寝ていてもちゃんと練習している。身体機能を訓練していると、本人は寝て休んでいると思っていても、実は運動機能は休んでいない。絶えずシミュレーションを繰り返している。生きていくために、あれだけの機能を発揮しなければいけないとすると、当然、寝ているあいだも動きまくる。その疲労が蓄積すると、たぶんスランプになるんだと思った。決まりきった動きはできるけれども、何か元気なときとは違ったことになっていて、本人も調子が悪いと思うし、実際に成績も上がらない。そこらへんは、意識で考えてもつかまらない。

それに近いことを、いまの人は、いろいろやってるんじゃないか。だから、心配事で眠れない、ストレスで眠れない、言葉では言っているけれども、実際には寝てるはず。だけど、寝ていてもいっこうに休んでいない。頭自身は動いちゃったりしてるんじゃないか。そういうものをなくすためには、まさに「**意識しない行動**」**が必要**なんだと思うのです。

茶室と虫の物置と

養老　私と女房のどこが合っているのかぜんぜんわかりませんけど、似ているなと思うのは、彼女がお茶をやっていることと、私が虫を捕ってることが非常にパラレルだと思うときです。彼女が私を非常に理解しているなと思ったのは、金を稼いで箱根に虫を入れるところを造ると言ったら、自分で勝手に設計して、ちゃんと茶室まで造ってる（笑）。そういうことが、ちゃんとわかっている。それは、出来上がった建物としても、ある種の複合性を備えていて、バランスが取れているわけです。虫の物置だけにしたら、ものすごく変なものになってしまう。そこに、なぜだかわからないけれども茶室があることで、きわめて妙な組み合わせですけど、ある意味、きわめて日本的ですよね。

そういう融合というのは、いま言った「バランス」です。もともと、およそ根が違うものをくっつけるんですから、そういうときには一時、無の状態にならなきゃいけない。つまり、意識の中に生きているのをあるところで止めておいて、〝身体に任せる〟っていうことですね。そうすると、脳みそを含めた身体が、意識を外していますから、適当な安定平衡点を探してくる。

石井　茶室と標本の整理棚をくっつけるというのは、すごく面白い。ちょっと矛盾ですよね。

養老　かなり矛盾です（笑）。

石井　その矛盾を同居させることは、意識の中で生きていることが強いとできないんじゃないでしょうか。

河合隼雄先生（元 文化庁長官）にお聞きした話ですけれども、糖尿病患者さんが、たとえば「食べちゃダメだ」と言うときに、患者さんの中には食べている自分と、ダメだと言っている自分が一緒にあるわけです。河合先生によると、意識の深いところに落としていけば、そうやって矛盾することがちゃんと同居できるんだと。たとえば夢の中なんて、デタラメだけれども、ちゃんと同居してるじゃないかと……。

われわれは、意識化をむしろ進めすぎて、矛盾をつくり出してしまった。矛盾をつくればつくるほど、本人の中ではストレスになるし、「やらなくちゃ」と「やれない」というのがガチガチの対立になってしまう。だけど、ずっと〝落として〟いけば、どこかに収まるところがある。つまり、食べたいものは食べたいけれども、それ以上にはならないという点が見つかるかもしれない。

養老　河合先生と私は、そういうところが似ていると思うんです。河合先生は、無意識に落としていくといわれ、私は身体というだけで、考えてみれば同じことです。

たぶん、皆、それでバランスを取っている。私はよく、「身体を信用してるから」って言うんです。頭のほうは、信用してないです（笑）。子育てでもよくいうんだけど、進化を考えてごらんなさい。親子関係はいつから始まったかということと、人間が「子育てをどうするか」という意識の歴史を考えたら、答えは明白でしょう。この意識ができてきたのは、最後のほんのわずかの時間にすぎない。そんなに短いあいだにできてきた機能が、何億年という親子関係を左右すると思うほうがよほどおかしいでしょ？　だから、「親はあっても子は育つ」と言い、「親はなくても子は育つ」って言うんでね。根本的にその安心感があれば、そうは間違えないだろうということです。

自分の身体に聞く

石井　きっと、その「根本的な安心感」がないのですよ。

養老　それは絶えず、練習じゃないけれども、何かの形で自分の身体に「聞く」ということをやっておかないといけないですね。私は、虫を捕りにいくからよく山の坂を登ります。「坂、登れるかな」ということが、いつの間にか自分の健康の基準になっています。そこが上がれているうちはいいんですよ。自分の健康を気にしないとは言いつつ、ちゃんと測っています。「きょうは、この坂が大変だな」「考えてみたら、楽々上がってきちゃったな」とかいうことで、簡単に体調がわかりますからね。考えてみると、そういうことに頼っていますね。医者に言われるよりは、自分に聞いているほうが……（笑）。

石井　先生がいま、自分の感覚に頼るとおっしゃいましたでしょう？　**患者さんも、数値より自分の感覚に頼るんです**。病院で、血糖値が高いと言われたり、合併症があると言われても、「先生はそう言うけど、私、調子がいいんだ。畑仕事だってちゃんとできるし、富士山だって見えるし」みたいな。

養老　面白かったのは、外来での喧嘩ですよ。「検査の結果、あなたは何ともありません」「そんなこと言ったって、私は具合が悪いんだ！」って（笑）。

患者さんが「情報」になってしまった

養老　患者さんが、「情報」に変わっていっている。生身の人間は情報じゃないんですが、そこの区別がなくなって、完全に患者を情報として見る医者ばかりになって、患者の顔を見ずにパソコンの画面を見ているって、人は皆笑っていますけど、そのとおりだと思う。そこで両者のあいだにズレが出たために、インフォームドコンセントといって、患者さんにとってわけのわからないことを言っている（笑）。たぶん訂正しようと思っても、うまくクリアにはならないでしょう。

石井　たぶん、訂正の方向が患者さんの求めるものとちょっと違うんですね。

養老　医者が先に、「あんた、死んでもいいのか」と聞いてもいいと思うんですね。「別にいいですよ」と言う人には、「好きにしなさい」ではないけれども、緩やかな助言を与えて、「私は、どうしても死にたくない」という人には、「そう思ってるんだったら、こちらも最善を尽くすから協力してくれ」というように、何かもうちょっと前提を少し戻したほうがいいという感じがしますよね。そのズレをなくすためにね。

人間が、合理的にやることは良いことだと信じていることは、傲慢だと思います。人間は、現在の自分たちに理解できる範囲で最善の手続きを踏んだら、最善の結果が出るはずだという、実は誰も証明できないことを信じている。でも、現在の私が永久に続くという保証はまったくないんですから。

「わかる」ということ

石井　人から説明を受けたこととか、聞いた話が、本当に納得できるかどうか。私は、「わかる」というのは自分の体験として納得できることじゃないかと思うのです。そのためには、人間が特別に発達させた言葉というものを用いるわけだけれども、言葉をそのまま使っていたのでは、たぶん上すべりになってしまう。そこで、わかってもらえるまでに、ほかの感覚をそこにどう乗せていくか。

養老　私はよく*10ミラーニューロンの話をします。

近代人は、相手の言い分を論理としてまず聞いて、自分の頭でその論理、言葉を繰り返して納得するという schema を頭から信じているんじゃないか。

ところが、言葉というのは、こちらが言っているときに、相手は自分がその言葉を話しているのと同じ脳の状態になっている。活性は低いけれども。そういう考えを導入すると、皆さんがコミュニケーションといっていることが、むしろよく理解できてくる。近代的、自制的、合理的精神で考えると、言葉というのは人と人との間を飛んでいって、そちらに伝わって、それをいわば解読して理解していると捉えられている。ところがそうではなくて、言葉というのは実は、直《じか》に相手の脳に働く。

私は、変なたとえですけど、ポルノグラフィーがそうだろうと思います。

他人が性行為をしているのを見て、なんでおまえが興奮するんだ？　って。これは、まさにミラーニューロンそのものの機能です。そして、さらに自分がその行為を重ねると、さらに興奮する。だって、あれぐらい不思議なものはなくて、おそらく動物に見せたって何も関心をもたないし、興奮しないだろうと……。サルはどうかわかりませんけどね、ミラーニューロンをもっていますから。

ともかく言葉というのは、いかにも分析的で、理性的な面をもっていますから、そういうふうに伝わるんだと、大多数の人は信じてしまっている。だけど、ひょっとするとそうじゃなくて……。

ヒットラーは、夜8時より前には演説しなかったという有名な話があって、皆がビアホールで飲んで、ある状態になった頃に喋り出すわけで、そのときに喋っていることは内容じゃない。詩みたいなもので、それがポンポンと、聞いている相手の頭に入っていくと、自分がその言葉を吐いているような状態になる。つまり、同じ脳の状態がそこに出現している。それがトリックじゃないか。

逆にそれをできるだけしないように、しないようにしていく人たちが、専門職であり、インテリであり、お医者さんであるような気がする。そうすると、**そうでない世界に日常暮している庶民からすると、お医者さんの話はわからない**のです。

石井　うーん！

養老　「ミラーニューロンが動いてねぇよ」って話ですよ（笑）。

「わかる」と「かわる」

石井　先生は、人は変わらないと思っているけれども、変わるものだと書いていらっしゃいます。しかし、糖尿病の患者さんはなかなか変わりにくいと、われわれは思っているわけです。「かわる」ためには「わかる」が必要です。

この「わかる」と「かわる」は、1個の文字順が違うだけですが、塩基の順序が1つ異なるとできてくる蛋白がまったく異なるように、このあいだには大きな溝があると思うわけですが、先生はどう考えられますか。

養老　それは、たぶん話が逆になっていて、**変わったからわかる**んですよ。

石井　ああ！

養老　あるいは、それは同じことなんですよ。変わらないうちはわかりませんよね。よく、「わかってない」って言うじゃないですか。

石井　なるほど。それは面白いです。

養老　子どもを教えていたらよくわかりますよ。わかってないうちは変わりませんから。

石井　先生のご本（*11『バカの壁』新潮新書、２００３）を読ませていただいていると、「簡単にわかると思うな」と。「簡単にわかると思う人ほど、説明をしてくれないと言う」のくだりが非常に強烈で、今日は、どういうふうに説明をしてもらおうかと悩んだのです。

私は、ヴァーチャルな医療になってはいけないと思っています。いくら糖尿病の患者さんに、「あなたの足は、このままでは具合が悪いよ」という話をしても聞き入れない人が、ちょっと桶をもってきて足を洗ってあげると「足を清潔にするのは、こんなに気持ちがいいのか、糖尿病の治療も大事だな」とわかることがあるんですね。そこで、先ほどの「かわるとわかる」「わかるとかわる」の連関が成り立ちます。

そういう経験をしますと、医療の中に身体感覚を取り入れることは大事だと実感するわけですが、そういったところが、今日先生に伺いたかったところです。

養老　私に聞くどころじゃなく、よくおわかりじゃないですか。そのとおりです。

石井　失われたものをどうやって取り戻すのか。

元に戻すということはできないので、われわれの知恵の中へ、もう一度そういう感覚を呼び戻す、あるいは、われわれにとっての中庸を探す作業ができていったらいいと思っています。

われわれ医師は、話して納得してもらわなければならない責任があって、そこのところをどう乗り越えればいいのかということを考えていました。医師は、糖尿病を体験的に理解して話していますが、患者さんにとって糖尿病の理解というのは、まずは頭の中での理解であるというところが医師との違いです。私たちは、人を通して理解していたり、身体経験や感覚を通して理解している。**本で読んだだけの理解だったりすると、患者さんはすぐに見抜きます**。「この人の言葉には力がない」と。しかし、たとえば糖尿病で視力を失って苦しんでいる人が話してくれたこと、それがわれわれの言葉に乗り移るときには、たぶん少し心に響く話ができるんじゃないかと思います。それは、ある種の身体感覚です。そういうものをうまく伝えられるかどうかということが問題だろうと思います。今回の養老先生のインタビューを契機に、あらためてこの問題を考えていきたいと思います。

本日は、ありがとうございました。

（2006年5月13日、東京にて収録）

●対談を終えて——石井 均

「今日の結果をみますと血糖コントロールがあまりうまくいっていないようですね」とお伝えすると，患者さんから「先生はそう言うけど，私，調子がいいんだ」というような返事が返ってきた経験がある。「数字（検査値）は高いらしいけどね」が続く。

逆のこともある。「検査では異常は認められませんでした」とお伝えすると，「でも，体調はよくありません。何か異常があるはずです」と答えられる場合である。

検査値-説明は頭で理解され，症状-感覚は身体で捉えられる。症状がないので糖尿病はわからないと患者さんは言われるし，医療者もそう思っている。だから頭で理解してもらおうと言葉を使った糖尿病教育が行われる。しかし，それは同質の間接経験ないしは疑似経験であって，感覚-身体を通しての個別的な直接体験ではない。

感覚が「違う」を示す係数だとすれば，言語は「同じ」という能力です。感覚を，ある意味でできるだけ貧弱にしていかないと，人間の社会に適応することは非常に難しい。（養老）

つまり糖尿病という病気が——症状のない時期・病態という限定付きだが——自分にとっての個別的な（違いがわかる），あるいは身体感覚を通しての直接的な理解ができる病気になっていないということである。

患者さん自身にとって糖尿病はヴァーチャルな病気だということですね。（養老）

糖尿病という疾患が一人ひとりで異なっていると科学にならない。そこで共通要素を基準として糖尿病を定義している。それを言葉という共通要素で説明すると客観性や再現性、論理性をもつようになる。しかし、

実はそこには不確定要素が非常に大きい。いまの医療の問題点は、患者さんの人生に対する必然性を与えることなく、医学的必然性で押すこと。それで、患者にとってどこまでもヴァーチャルな病気であって、「自分のことじゃない」という感じにさせられるのです。客観性と主観性の乖離ですけれども、その客観性が本当の意味の客観性ではなくて、医学的な価値観によるもの、はっきりいって他人の主観です。

人間が、合理的にやることは良いことだと信じていることは、傲慢だと思います。人間は、現在の自分たちに理解できる範囲で最善の手続きを踏んだら、最善の結果が出るはずだという、実は誰も証明できないことを信じている。でも、現在の私が永久に続くという保証はまったくないんですから。（養老）

それらの論考を踏まえつつ、糖尿病臨床においてどのようなことが展開策として考えられるかについて養老先生はいくつかの提案をされているが、そのうち2つをここでは取り上げる。

ひとつは、治療の医学的な前提を、いったん患者各人の人生における前提に戻す。たとえば「できるだけ健康的な生活を続けたいかどうか」――先生は「死にたくないかどうか」と表現されているが――から始める。もうひとつは身体感覚を大切にするということです。最後にフットケアで皮

膚感覚を通して治療の大切さを認識される方がいらっしゃるお話を紹介したところ、

私に聞くどころじゃなく、よくおわかりじゃないですか。そのとおりです。（養老）

との評価をいただいたが、これは先生の論旨の強調だと思われる。

対談ではもうひとつの重要な点、「わかる」とはどういうことかについて討論されている。これは本書の最後に触れたい。

たくさんの考えるヒントをいただいた。対談の中には出てこないが、印象的だった言葉を紹介する。「困難なことから逃げない。それが自分にとって必要な仕事と思ってやり通すこと。それが大切です」。

「脳」と「身体」で理解するということ

当然のことながら学校の成績は落ちるばかりだったけれど，ほとんど気にならなかった。母はしじゅう叱言（こごと）をいうけれど耳に入らない。父は寡黙でめったに叱らないけれど，たまに叱られたときは身動きができないほど恐ろしかった。

しかし，一晩明けると恐怖は薄れて放心してしまい，魚や怪人二十面相のことを考えて忘我であった。

開高　健「知的経験のすすめ」（青春文庫，１９８７）

強い叱責や強制には，確かに短期的効果がある。しかし，それはほとんど内的な変化にはつながらないし，持続的な効果も少ない。行動が変わるためには，内面的な動機づけが必要であり，行動が変われば気持ちも変わる。

医療者は説明を通じてこの内的動機づけを得ようと試みるが，それが「説得」の意味合いをもつようになり，「議論」になってしまうと，かえって抵抗が生まれ，行動変化が起こりにくくなる。

もし議論に勝ったとせよ，相手の名誉を奪うだけのことである。通常人間は議論に負けても，自分の所論や生き方を変えぬものだし，負けたあと持つのは負けた恨みだけである。

司馬遼太郎「竜馬がゆく」（文藝春秋，１９６４）

議論を挑み、相手の説を喝破することは、相手の考えを変えることにはならない。そのことを坂本竜馬は知っていたようだ。現実の矛盾と不合理を見つめること、その作業を繰り返すことで、将来の夢を共有できるようになれば、自ずと意見の相異は問題ではなくなる。そう考えて行動を起こした人である。

良い結果が人を変える。「かわればわかる、わかればかわる」―そう信じたのである。

糖尿病の臨床研究においても、医師や看護師が一方向的な指示をすればするほど、むしろ行動変化が起こりにくいことが報告されている。また、嗜癖行動（飲酒など）の修正に有用とされる、「動機づけ面接法（motivational interviewing）」においても、「議論を避ける」ことが重要な技法であるとされている。対立するのではなくて、相手の考え方を利用しながら矛盾に気付くように展開するというものである。

ずいぶん以前のことになりますが、石川淳氏と会って酒を飲んだとき、バクチでもいいから手を使えと孔子が言ってるぞ、と聞かされたことがあります。現代人は頭ばかりで生きることをしいられ、自分からもそれを選び、それだけに執して暮らしていますが…、それはとても危なっかしいのです。

開高 健「知的経験のすすめ」

しかしながら、これらのことを「言葉」と「頭」だけでやっていると、〝おかしくなるのではないか〟〝頭だけで生きようとすると無限の鏡の行列を覗き込むこととおなじ結果になるのではないか〟と作家の開高健氏は指摘している。何でもいいから身体を動かそう、身体感覚として現実を理解しよう。そのことによって、頭の中だけで作り出す観念論から脱出し、「生きることは楽しい」という感覚を呼び戻そうというのである。

症状がない人にとって、糖尿病は「頭」で理解するバーチャルな病気（virtual reality）である。自分の頭だけで考えていると、「糖尿病であること」にくたびれてしまうということも起こるだろう。そのとき、身体を動かしてみるとか、実際にやってみるとか、医療者とあるいは仲間と本音で語り合ってみるとかによって、見方がかわる、新しい展望が開けるということがあるのではないだろうか。

「わかればかわる」⇕「かわればわかる」の連関は私たちに大きいヒントを与えてくれる。

第四話

「優しそうな顔をしていながら、治せないじゃないかおまえは！」

北山 修×石井 均

北山　修 Osamu Kitayama
1972年京都府立医科大学卒業後、ロンドンのモーズレイ病院およびロンドン大学精神医学研究所にて2年研修、帰国後北山医院（現南青山心理相談室）院長、現在九州大学名誉教授、白鷗大学副学長。専門は精神分析学。
主な著書に、『見るなの禁止』(岩崎学術出版社)、『幻滅論』(みすず書房)、『精神分析理論と臨床』（誠信書房)、『共視論』（共著、講談社)、『ふりかえったら風』(全3巻)『最後の授業』『意味としての心』（以上、みすず書房）など。同時にミュージシャンとして大学在学中に活躍した。

北山先生の著書『劇的な精神分析入門』（みすず書房、2007）の中に、「普通であるはずの人生で、心の内外に普通でないことが発生したら、普通でない方法でこれを取り上げることになる」という一文があります。これは、糖尿病をもつ人生を考えるうえでも非常に深い意味をもつ言葉だと思います。

先生のご本の中に〝宝物〟がたくさんありました。今回は、糖尿病に関連する問題を提示して、精神分析医の立場からのコメントをいただきました。

傷ついた治療者

石井　糖尿病をもつということは、「普通でないことが起こる」ということです。糖尿病になること、あるいは糖尿病をもつ人生を生きていくことに、各人の過去や現在や将来がからんでくる。糖尿病になった自分をどう位置づけるか、生活をどう変えていくか、それによって発生する他者や社会との関係をどう再構築していくのか。さらに、医療者との関係をどうつくっていくか。そういうことが患者の側に起きます。医学的な治療を受ける以上に、患者にとってはそれが難しい。

　同じことが医療者の側にも起こる。そういう人生の問題を抱えてきた人の話を聴くという作業を始めると、先生が著書の中で言っておられる、「共感的理解」から始まる治療段階の経過とともに、**患者の思いに応えようとして「傷ついた治療者」という状態に陥る**。そのとき、[*12]治療関係への気付きと修正が必要となる。

　これらのことを、私が日常診療、研究の中から提示させていただきますので、精神分析医の立場からコメントをいただけたらと思います。

歌はメッセージを伝えるものではない

石井　少しだけなら音楽の話をしても良いという許可をいただきましたので、そのあたりから。

　糖尿病は一般医に難しい疾患というイメージをもたれているという報告があります。理由のひとつは、通常の内科的診療だけでは終わらないことです。診断をつけて、お薬を出して「これを飲んでおきなさいよ」というのが通常診療ですが、糖尿病は、患者の側からすると一生続く課題であって、自分をどう適応させていくかという宿題を背負うわけで、医師もそれに付き合う必要がある。

先日、京都で行われたあるシンポジウムでインスリン治療開始の話をしました。患者さんは自分でインスリン注射をするわけですが、一般の先生はなかなか勧めたがらない。それに取り組むのが結構大変な作業だからです。そこで、糖尿病の専門家が架け橋になろうという話をしました。最後のスライドに鳴門大橋と渦潮の写真を出して、そこに「We, specialists will lay us down like a bridge over troubled (water) insulin therapy.」と入れたのですが、ほとんど反応がありませんでした。サイモンとガーファンクルを思い出していただけなかったようです。

北山 でも、そんなに皆さん英語の歌詞をご存知ですかね。

石井 そう、ご存知なかったのです。先生はかつて音楽活動をされていたわけですが、あの当時先生が伝えたかったメッセージはどういう形で受け止められていたと思われますか。

北山 (笑)。それはなかなか難しい質問で、はたして歌詞というのが、どの程度受け入れられているか、どの程度届いているかというのは、作詞家としてははなはだ心もとないのです。ご承知のように、歌を勝手に口ずさんでいるときというのは歌詞などはめちゃくちゃだったりするんですね。それで、カラオケに行ったときには、歌詞を読まないと、おそらくほとんどの方が歌えないものですよ。ですから、実際のところ、歌詞というのは皆よくわかっていない。

メッセージというのは、最初はよくわかっていなくて、子どもが「おかあちゃん、おかあちゃん」と言っていたら、「おかあちゃんって、こういう意味だったんだ」ということを最後に知るようなものであって、歌の場合、先に言葉があるのではなくて、先には歌も音も一緒になってあるんじゃないかと思う。原初のものというのは、意味と言葉が分かれていない。私は、最初に人の心を捉えるのは、語感であるとか、声、あるいは声の美しさとか、リズムではないかと思います。

石井　たとえば、小さいときに母親に歌ってもらっていた歌が、歌詞は曖昧でも、いつまでも心に残っているような。

北山　そう。「眠れよい子よ」と歌っている声そのものが、「眠れよい子よ」と最初に言っていたんじゃないかと思うんです。「眠れよい子よ」という歌詞でなくても、「ラララ、ラララ」でよかったのではないかと。だから、音と意味というのは、そんなに分かれて最初に存在するものではないと思うし、歌の場合は特にそうだと思う。

良い例が、イギリスのマザーグースの歌という童謡で、ああいう原初の歌はほとんど無意味です。歌詞があるような、ないような、意味があるような、ないような。「ロンドン橋落ちた、落ちた」って、「ロンドン橋が落ちたからどうなんや?」みたいな。誰も別に聞いてないんですよ(笑)。

メッセージを伝えることではなくて、音を生成することが楽しい、遊ぶことが面白いのだと思う。だから、昔作った「帰って来たヨッパライ」なんて、「オラは死んじまっただ」なんて非常にペシミスティックな歌なんだけれども、あのリズムというか、語感というか、音色が面白い。それで皆〝連れて行かれる〟んですね。そう思います。

出口が見えない不安

石井　「帰って来たヨッパライ」の話が出ましたが、あの頃、先生はまだ医学部の学生でいらっしゃった。たしか先生は、短期間だけそれを楽しんでみたい、というようなことをおっしゃっていたと思うのですが。それはどんなイメージですか。

北山　私は、音楽をなぜやるのか、なぜ皆さんが音楽をなさるのか、なぜ人は道楽をするのか、人はどうして遊ぶのかと考えました。**病気を抱えていても、深刻な人生の問題を抱えていても、私たちは遊びや楽しみみたいなものを見つけ続けなければ生きていけないのだろう**と。人生は、たとえ病気がなくたって、基本的に非常に悲惨なものだと思う。最後は死ぬのですから。

あるいは、最後は多かれ少なかれ、何らかの病気を抱え込まなくてはいけないわけで、そんなに未来に希望があるようなものではないのだけれども、それを覆い隠すように、子ども騙しといっては何だけれども、私たちは絶えず遊びを見つけて、死ぬまでの時間をつぶさねばならない、みたいなところがあると思う。それが、私個人にとっては歌ではないかと。ですから、私は歌が仕事になってしまったら、たぶんできなかったと思うんですよ。歌を1年足らずやってみようじゃないかというのは、やめる予定だったからやれたのだと思います。

仕事と遊びは、どこが違うかというと、仕事は基本的にやめられない。食うためには、やり続けなければいけないわけですけど、遊びは終わるんですね。夕方になったら終わる。逆にいうと、終わらないと遊びじゃない。つまりマニアになってしまいますから、帰ってこない。それをやると発狂、狂うということになるんでしょう。

石井　終わりがないとか、終息点が見えないとか、逆にいうといつまでも続くとか、そういうことって人間に不安をもたらすと思われますか。

北山　それは私たちの研究室のテーマのひとつなんですが、いま死の問題というのは大変大きなテーマです。死ぬということがわかっていると、多くの人が、現在を充実させようと努力するのです。いつ死ぬかわからないというか、**非常に漠然と未来がダラダラと続いているという状況は、人をして、何をしていいのかわからなくさせてしまう**。だから、「明日が見えない」とかいうのは、実にそういう不安をつくり出している可能性があるでしょうね。

石井　『夜と霧』[*13]のフランクルの言葉の中に、何が人をいちばん絶望的にさせるかというと、展望が見えないことだと。いまの辛さよりも、先の展望が見えないことが、人を絶望させるということがありますよね。

　糖尿病になるということは、死を考える、考えないは別にして、出口が見えないというか、診断がついた瞬間からずっと持っていくということが伴うのです。だから、毎日の食事療法や運動自体はその日の課題としてはできるけれども、これがいつまで続くのだろうという思いや、やってもやっても限りがないという思いが、糖尿病をもつ人を不安にさせ、燃え尽きさせていると思うのです。

北山　これはもう、多くの方が語っておられるでしょうけれども、食というか、口の喜びというものは人間の喜びの基本ですから、それを制限される、奪われてしまうというところに、まずは楽しみの欠如、剝奪された感じが伴うでしょうし、それともうひとつ、おっしゃるように出口が見えない。一生抱えていかなければならないということがある。

石井　そうなのです。

食べる楽しみの剝奪

石井　先ほど先生は食べる喜びの「剝奪」とおっしゃった。日本語ではあまり言わないのですが、英語の糖尿病の本を読むと deprivation of food という言葉はよく使われているのです。

北山　そうなんですか。

石井　英語ではそう言われますが、日本語では食事療法、食事制限ですから restriction ですね。

北山　restriction ですか。私も、先ほどどういうふうに言えばよいか若干躊躇しましたが。

石井　先生すごいな、と思いました（笑）。

北山　でも、deprivation というのが本質でしょうね。剝奪ですよ。**食べ物の剝奪というのは、ものすごい怒りと、憎しみと不満を生む**。急転直下、そこに入っていきましょう。

石井　私がアメリカで勉強したときにドキッとしたのがそれなのです。私の先生はアラン・ジェイコブソン（Alan Jacobson）[*2]という精神分析医ですが、彼らは deprivation of food という言葉をよく使ったのです。でも当時私にはその概念がなくて、食事療法は制限する、コントロールするという概念でしたから、かなり衝撃的で、心に残りました。患者さんが訴えていたことの深さを表現する言葉が日本語になかったから、あまり意識されていなかったけれど、それは対象喪失であるということです。これはすごいことです。たぶん、いまでも日本では食べ物の剝奪という言葉は糖尿病領域ではなじんでいないと思います。

北山　精神分析でいくと、教科書の最初のほうに対象喪失、あるいは愛情剝奪という項目で deprivation という言葉は出てくるのですが、食べ物と愛情というのが等価であるというか、同じであった時代というのが、私どもの乳幼児期にはあって、それをわれわれは口唇期（oral phase）というのです。

口でもって世界と交流している時期は、授乳で始まって離乳で終わるのです。その間は、食べ物イコール温かさ、愛情というふうに等価にされているわけです。

石井 患者さんはそのあたりのことを言葉では表現しないけれど、絶対にあるんですね。

北山 あると思いますよ。しかし、それに触れることがなかなかできない。そのレベルで関わることができないのだと思いますよ。

食べ物の喪失は愛情の喪失

石井 いま先生のお話を伺っていて、食べ物の喪失は、愛情の喪失という不安を内在する可能性があることを認識しました。

北山 そのとおりです。きょう私がお話ししたかったのは、そのことです。要するに、多くのケースで、多くの人間が、食べ物を得ることと愛情を得ることを等価と考えていると思うのです。それは、原点においてそうだからです。**母親の愛情は食べ物と一緒にやってくる、ミルクと一緒にやってくる**のです。

そこで生まれるものがattachmentです。「愛着」と訳される場合もありますし、「絆」とか「つながり」と呼ばれる類《たぐい》のものです。これが、人間の基本的信頼感イコールbasic trustの基となります。つまり、信用できる他者というものを発見して、その信用できる他者から愛情と食べ物を同時にもらえるということを確認すると、人間は、希望だとか、愛情だとか、信頼関係といったものを築くもとをつくる。これが口唇期のセオリーです。逆にこれが脅かされると basic un-trust ということになります。

そこで deprivation の話です。この時期にお母さんを代表とする信頼できる他者の剥奪、つまり deprivation が起こると basic un-trust が起きる、というふうに言われている。それが基本的信頼感のセオリーです。

「重要な他者と、これから人生をやっていく基本のパターンみたいなものを経験して、私たちは、この基本的なパターンを、後に延々と誰かと繰り返していく」というのが私たちの考え方です。ですから、『劇的な精神分析入門』にも書きましたが、私たちはその基本的な台本を早期乳幼児期で経験して確立するのです。そしてその台本を、われわれは相手役を変えながら反復していくというのが、私たちの考え方です。

なぜそういうふうになったのかは、たぶん進化論的な説明が大事だと私は思うのですが、そういうふうに確立した者しか生き残れない社会、人間社会はそうできている。動物社会でもそうでしょうけれども。

石井　なるほど。

患者は basic trust をもう一度問われる

北山　人は重要な他者と愛情を交流させる経験、あるいは絆を確立しないと生き残っていけないのだと思うのです。

ここでたくさんのリサーチが行われました。母親剝奪（maternal deprivation）といって、お母さんに見棄てられたり、お母さんが死んだりしたら子どもはどうなるかというと、動物たちの実験などでも研究されることですが、打ちひしがれてしまって、希望を失ってしまうというようなことが起こる。この basic un-trust みたいな現象が行われると、人は心身症を起こしたり、うつ状態になったりする。だから、何らかの理由で糖尿病になられた方々は basic un-trust を経験させられているのではないかと思うのです。

このような主張で、一般的になぜお母さんとの愛情関係を獲得できるかというと、食べ物をもらって、そのうえ愛情をもらっているからだというふうに、皆、思っていたわけです。そうしたらここで、Harlow のアカゲザルの実験というのが出てきたのです。これは、お母さんから引き離したらサルがどうするかというのを調べた実験です。その実験で、針金で作ったおっぱいが出てくる人形と、やわらかい布で作った人形とを2つ置いておくと、なんとアカゲザルは、腹が減ったときだけ針金の人形へ行って、スキンシップを得るためには布の人形のほうへ行った。

それらの実験や観察で、母親との絆の確立というのは、接触であり、温かさであり、むしろ安心感のほうであって、食べ物が中心ではないのだという主張が出てきたのです。

だから、私は、糖尿病の方々に起こってしまう混乱と、ひょっとしたら整理になるかもしれない知恵は——私は糖尿病をまだもっていないから、これははなはだ僭越で一方的な言い方かもしれないけれども——「愛情はどこからやってくるのか」という問いかけを、皆さん、ものすごく急に突きつけられてしまって、食べ物を奪われるというのは愛されていないからだと思ってしまう。要するに、糖尿病の患者さんは皆、原点の問いを問いかけられるのではないかと思うのです。

ところが、ここで学ばねばならないのは、本当に大変なことだと思うのですが、「**愛情は食べ物からくるのではないんだよ**」と。愛情は、接触や温かさであり、安心感であり、やわらかさであるということを再学習せねばならない。


石井　いやぁ、先生。きょう、お会いしてよかった！

たとえば10代に発症した患者さんでうまく適応できない人たちが語ることに、自分が糖尿病になったとき母親が話を聞いてくれなかったというのがあります。その「聞いてくれなかった」に2種類あって、ひとつは「そんなことを私が聞いてもわからないし、困る。あなたは自分で、病院で習ってきたことをやったらいい」というふうにして聞かない。もうひとつは「聞いているようで聞いていない」というものです。「あなたの言うことはよくわかる。私も辛い。だけど、もうそろそろ前を向いて治療したら？」と。この2つでこじれる。

いまの先生のお話の趣旨に、この話は合っているのではないかと思います。つまり、食べ物や生活を制御するという新しい困難が発生するのだけれども、それよりも、いま先生がおっしゃった、「愛情はどこから来ていたんだろう」あるいは「自分の安定感ってどこにあったんだろう」という所在が揺らぐ。揺るがされる。

北山　そう、揺るがされるのですね。basic trust をもういっぺん問われるのだと思います。
そして basic trust の背後には、食べ物イコール愛情であるという、錯覚のようなものがあります。かつては事実だったけれども、いまやそれを、私たちは錯覚として抱えて生きているのです。そして、食べ物がもらえないということは愛情剥奪なので、そこで不安が起こってしまう。

だから、もういっぺん愛されるというのはどういうことなのかを問われる。いまおっしゃったように、母子関係が問われる。お母さんでなくとも重要な他者との関係が、ですね。ここであまり「お母さん、お母さん」というと、お母さんばかりを責めることになるので重要な他者といいましょう。要するに重要な他者（care taker）との信頼関係を再構築する。このこと以外にはないでしょうね。

母親と、父親と

石井　あまり母親といわずに、重要な他者というほうがいいだろうとおっしゃいましたね。

北山　日本の場合は、お母さんだけが責任者のように言われ、お母さんだけが矢面に立ってしまって苦労なさっています。

石井　先生がおっしゃるとおりで、患者さんが私たちのところに来て話をして、たとえば「病気になったときに……」というので出てくるのは、やはり母親ですね。母親が自分に対してどうしてくれた、と。

北山　ええ。それは精神科の治療においてもそうです。お母さんが出てきます。

石井　父親がしてくれたとか、してくれなかったという話はあまり出てきません。

北山　特に食べ物のお世話に関してですから。身のまわりのことになるから、maternal なもの、お母さん的なものがいつも目立つでしょうね。でも、その背後にいる父親の問題というのを絶えず頭の中に入れておかないと、お母さんだけを血祭りに上げてしまう。

石井　先生はそういうときにはどうされるのですか。

北山　物事の本質というのは、本当にどんなふうに処理したらいいのかというのはケースバイケースで、一緒に考えていかなければいけないということなのだけれども、私は、医師はどういう存在なのだろうかと考えます。非常にpaternalな存在、父親的な存在だろうと思うのです。だから、そこでリーダーシップを発揮するとみなされる。看護師たちは、非常にmaternalなcare takerになる。そして、父親に対する怒りとか、憎しみとか、文句といったものは医師にぶつけられる。そういうことがあるだろうと思いますね。

患者は話してくれない

石井　糖尿病の治療にあたっていて難しいのは、私たちの前にくると「できる自分」を見せようとしますが、実際には「できない自分」という裏があって、それを隠そうとする行為に対してどう対処していくかということです。よく取り上げられるのが、血糖値の虚偽申告です。自分で測定して血糖値を書いてくるのですが、それをごまかす。本当は３００mg／dLと出ているのを、「１３０mg／dL」と書いてくるということが起こるのです。

そこには2つのごまかしがあると思うのです。ひとつは、診てもらっている医師や、重要な他者に対して「できる自分」を見せたいというもの。もうひとつは、自分自身をごまかしたい、「できない自分」に気付きたくないという人がいて、これが難しいのです。

北山　ええ。でもそれは基本的な信頼感の問題に関わることで、やっぱり治療室が〝楽屋〟になっていない。治療室楽屋論というのを私は言わせていただくけれども、きっと心が裸になっていないのです。

石井　それはなかなか難しいです。

北山　いや、難しいですよ。それは、日本人には表裏があるということを大前提にして話をしなくてはいけない。欧米人は、すぐに裸になってくれるところがあるんです。ともに[*14]治療同盟を確立して、ともに同じものと闘っていこうという努力が最初から生まれる。けれども、日本人はなかなか変わらない。

石井　ああ、「治療同盟」ってジェイコブソン先生によく言われました。

北山　その治療同盟を確立することが難しい。むしろ、医師のほうがあまり確立したくないというのもあるんです。あまり深入りしたくないというか、表玄関で済まそうとする。日本人は、まず縁側で話をして、だんだん奥にどうぞということになるので、最初から何もかも話せるレベルにはなりません。精神科の医療でも、多くの薬が服用されていない可能性があるのです。**確実に半数近くの患者が、医師に本当のことを全部言っていませんよ**。だから、それは簡単じゃないんです（笑）。

石井　ありがとうございます。皆、安心すると思います。

「抱える環境」

石井　『劇的な精神分析入門』にも出てきて、ジェイコブソン先生が教えてくれたキーワードでもある「抱える環境（holding environment）」ですが、糖尿病において患者さんが、たとえば食事療法をやるときの deprivation を乗り越えていこうとか、運動習慣を変えようとか、インスリンを打ち始めるというのは、実は大変なことです。そういうことができるようになるためには holding environment が必要だと思います。

患者さんが、その中にいるとくつろいで、安心して守られていると感じられる場所——先生のおっしゃる「楽屋」、またジェイコブソン先生の言う「A Clean Well-lighted Place」（ヘミングウェイの短編小説）——そういう場所があるということが患者さんを変えていくと教えていただいたことがあります。

北山　よく、寝る子は育つと言われるけれども、子どもが寝るためには、寝る子を抱える環境というものが必要です。食べ物を与えられるかどうかというのは二の次であって、まずは安心してそこにいることができるということが大事なのだと、再三、本の中でも強調しましたが、それは「すること」と「いること」というふうに分けるとわかりやすい。「すること」は doing です。食べるとか、走るとか。「皆さん、どういうことをすると幸せになると思いますか」と言うと、たいていの人が、「おいしいものを食べる」とか、「よく眠れる」とか、「セックスができる」とか、物を手に入れること、何かをすることで幸せになれるとおっしゃるんだけれども、患者さんと話をしたり、自分に問いかけると、私が幸せだと感じるのは何もしなくていいときなんですよね。皆さんも、たいていそうだと思うのですが、河原で寝転がっているときとか、海で波間にただよって、泳いでいるときではなくて、泳ぎ疲れたあとボーッとしているときがいちばん幸せ、冷たい水の一杯でもあればもっと良い（笑）。

しかし、その doing と being を分けると、doing の幸せと、being の幸せというのがあると思う。温泉に入ると「極楽、極楽」と言ったり、寝るときにも「極楽、極楽」と言って寝るじゃないですか。きっとボーッとしているときがいちばん幸せだというわけですよ。テレビを見ていると「あれ買え、これ買え」って欲望を刺激する世の中ですから、「あれを買わないと不幸になる、これを買わないと不幸になる」と言うけれども、本当は何も買わないでボーッとしているときがいちばん幸せなはずです。皆、それを知っているのに、親は「あれをしなきゃ」、「これを買わなきゃ」、「これを手に入れないと絶対に幸せになれない」と教えてしまう。しかし、私たちは皆、**安心な環境を得て、そこにいるだけで幸せだ**ということを知っているわけです、本当は。

「いること」の幸せ

北山　幸せとは何かともういっぺん考えてみると、「いること（being）」の幸せ、いるだけでいいんだと。うちのネコなんかは本当にいるだけで、ネズミも捕らない。でも本当に幸せそうです。ネコというのは〝寝てるコ〟という意味だそうですけど、寝る子は育つというように、安心して寝ていられるところがあれば、まずは幸せなのだろうと思う。

だから大事なのはこのことを確認し合える環境なのです。治療室というか、診察室、面接室——われわれは楽屋と呼ぶのですが——あるいはその病院が「すること」の幸せばかりを追求しているような病院だったり、診察室でゆっくり話を聞いてほしくても電話はかかってくるわ、看護師さんは入ってくるわ、なんだか知らないけどうるさくて隣の部屋の声まで聞こえてきて、気が付いたら医師までいない（笑）。そんな診療室では「いること」の幸せなんて望めません。まず、医師自身がそこにいることの幸せを満喫していないと思います。伝票書きと金の計算と、インフォームドコンセントの説明と、「すること」ばかりを追求している状況があちこちにある。

まずは医師が、自分の「愛情はどこからやってくるのか」、「幸せはどこからやってくるのか」ということを確認しておかないと、患者にそれを言っても説得力がないですよ。医師自身が「すること」の幸せを追いかけまわし、「いること」の幸せを忘れてしまっていては駄目です。

温かさとか、愛情というのは環境からも生まれてくるものであって、決してモノからやってくるわけではないのだということを確認し合わないと、説得力をもって患者に説明したり、お母さんに説明したりはできないだろうと思います。

なんか宗教家みたいな言い方でしたけど（笑）。

石井　先生は holding environment の訳を「抱える環境」とされていました。

北山　「だく」「だっこする」「抱える環境」と訳し分けています。

石井　私が自分勝手に訳していたのは、「包み込む環境」でした。

北山　contain ですね。

石井　それで、先生の holding environment の訳「抱える」と比べたときに、「自分は、抱えるのがシンドかったんだろうな」と思って、それがすごく面白かったです。「包み込む」という状態のほうが、まだ自分のできる範囲だったのだろうと。

北山　私は、おっぱいではなくて、腕の話だと言っているわけです。すやすやと眠っている子どもを抱えているお母さんの腕の機能のことを言っているわけです。病院の運営にしても、「腕」が必要じゃないですか。直接何のお薬をあげるかとか、何かをやりとりすることよりも、そのやりとりを可能にしている空間を確保しておくことが、院長あるいは経営者の機能として問われますよね。

ところが、人はすぐにこれを忘れて、目先のことばかりを考えてしまう。クリスマスが楽しく終わるためには、クリスマスの日に良いプレゼントを用意することだけではないのです。高い金を払って豪華な物を買うことだけではなくて、その日のクリスマスパーティーが無事に終わることを可能にする配慮というものが、ものすごく求められるわけじゃないですか。育児、あるいはcare takingというのは絶えずそういうものの連続です。薬をあげること、きれいにしてあげることなど、何かすることばかりが問題になるのですが、そういうことが安心して行われる場所を用意し、計画することが、経営者や管理者には求められるわけです。親は、無事にその日を終えさせて、明日の25日になったらクリスマスデイになり、26日になったら正月のことを考えなければいけない。これが育児でしょう。あるいは経営であり、マネジメントですよね。

この部分を指し示すためには、日本語で何がいいのかと考えたら、やはり「抱える」ではないかと思うのです。

石井　「抱える」と訳された先生に、力強さがあると私は思いました。

北山　「だっこ」は一瞬、「だき抱える」「包み込む」も一瞬じゃないですか。しかし**「抱える」ことというのは、力強さも問われるけれども、継続性、連続性が問われる**のだと思います。

医師はできないことを指し示さなければならない

石井　holding environmentをつくることが患者に変化をもたらすことは、かつて教えていただいたのですが、先ほど先生のお話では、その中で医師は父親的な役割をもつと。抱えつつ、もう一方で厳しくすること、叱ることもあるとおっしゃいましたが、そのバランスというのがすごく難しいと思います。

北山　『劇的な精神分析入門』の中でも言っていますが、私たちは絶えず[*15]ambivalentな矛盾した感情の対象であり続けることが大事だと思うのです。社会がそうなりつつあるのですが、たとえば一人っ子が増えて、子どもの数がどんどん減っていくと、おじいちゃんも、おばあちゃんも、兄弟も、皆、子どもにすごく甘い。それでいま、子どもたちはとても困っているわけですが、それによって挫折を知らない子どもたちを次々につくってしまっている。病気というのが大きな挫折になってしまいますよね。

そのときに、人生の冷たさだとか、苦労だとか、痛みというようなものをともに味わいながら一緒に時を過ごしていく相手が求められているし、医師というのは、そういうものだと思うのです。何かしてあげたくても、してあげられないことがある。この「してあげられないこと」というのをきちんと示して、「してあげられないこと」への文句や、痛み、悲しみというものをぶつけられなければいけない。そういう局面がどうしてもくるじゃないですか。

私も、患者からボロクソに言われるメールを受け取っています。私が「してあげられないこと」について、ワーッと言ってこられるわけです。でも、それを受け止める仕事というのが、ますますこの社会では求められるようになると思います。

昔なら、ケムたいジイチャンとか、頑固親父とか、うるさいことを言ってくれる隣のオヤジみたいな人が、そういう役割を引き受けていたんだけれども、世の中の皆が、距離をとりながら、ただ優しいだけで子どもに接しようとしている。本当は世の中の人たちが、もっともっと嫌われ役をやってくれると、子どもたちもぶつかっていけるんだけれども、この頃は、ちょっと「嫌い」と言われると傷ついてしまう人たちが多い。でも、医師は役割上、care takerでありながら、「できないこと」を指し示さねばならない人だと思うのです。「**おまえ、なんでそんなことができないんだ**」、「**優しそうな顔をしていながら、治せないじゃないかおまえは！**」と言われる局面に、皆さん、この仕事をやっているとお立ちになると思います。医療に関わっている人、皆がそうですよね。本当は幸せを提供するはずなのに、苦痛まで提供するわけですよ。その文句を言われるのは、私たちの仕事だと納得して、これこそ医師がいちばん果たさなければならない仕事だと納得して関わるしかないと、私は思います。それでお金をもらってるんですよ。だから、それもお金に計算できるような医療経済にしなければいけないと思う。

文句を言われて役に立つ仕事ですからね（笑）。「役に立たない！」と怒られて役に立つ仕事です。オトモダチの話を聞いているわけではないのです。職業人として、怒られるのも仕事のうちなのです。昔は、医師はあまりこのことに直面しないで済んだのだと思います。権力があって、権威があって、嫌われる役割は世間の皆が分かち合っていたのだと思うのですが、いまの人は皆、嫌われることが下手。その事態をどう処理するかということを見極めながら、しっかり怒られるのも仕事のうちだという発想が、どう実践に生かされていくかですね。

医療というのは常に限界とともにあるので、患者さんを満足させられない、苦痛まで与える仕事であるという部分を、どう医療経済の中に勘定していくか。本当にご苦労だけれども、ぜひ、一緒に考えていきましょう。

病気になった自分を自分の中に取り込む

石井　最後にこれだけは聞いておきたいということがあります。私たちが付き合っていくことになる大きい心理的問題のひとつに、「なぜ、自分が糖尿病にならなければならなかったのか」という不条理、病気をもった「自分」というものを引き受けられないという否認があります。その思いと、糖尿病治療が「できない自分」と裏表になっている。そして、先ほど出てきたように、過去の幸せを奪われた、あるいは愛情を奪われたということとがガチッと組み込まれて強固な心理的構造物をつくってしまっている。それをどうしていけばいいのか、その人にとっての糖尿病をもつ人生という物語をどのように紡いでいけるか、についてお話しいただけますか。

北山　糖尿病になった自分を中に取り込みながら、人生の物語をどう書き換えていけるかですね。私は糖尿病患者さんの治療を専門にしているわけではないのですが、ほかの慢性疾患や、人生の不幸を突然引き受けられてしまった方々のことは、ＰＴＳＤ（post-traumatic stress disorder）として考えるのがいちばんよろしいかと思うのです。急に糖尿病であることを引き受けなければいけない。これはある意味、事故のようなものです。突然の不幸だというふうにご本人がおっしゃる場合もあるでしょう。

　ところで、内科の先生たちには、糖尿病にかかった方々の問題を精神科的な問題として捉えるという認識がどの程度おありになるのでしょうか。私の話は、石井先生には通じるのでお話を聞いていただけているわけですが、先生のような方がどれくらいいらっしゃるのか。「**糖尿病をもった方々は、心の問題を抱え込んでおられる**」というふうに考えるだけで、「身体的な幸せよりも、本当は心の幸せなのだ」とか、「お母さんというのは食べ物の起源ではなくて、むしろ愛情の起源なのだ」というふうに目がシフトするじゃないですか。このことが、患者さんに大きな影響を与えるのではないかと思うのです。石井先生のような先生にお目にかかることが幸せなのだと思うのです。つまり、心の問題に目を向けてくれる、あるいは環境問題にも目を向けてくれる、あるいは幸せというのは決してインスリンや薬を使うことではなくて、ほかのことに目を向けた幸せというものがあるのだということを説得力をもって感じさせてくれる。

そのことが物事の始まりだと思います。

ですから、「そういう患者に対してどうしたらいいですか?」ということですが、それは石井先生自身が、ご自分の物語をどう考えておられるのか。ご自分の幸せをどっちに置いておられるのか。たとえ糖尿病という身体的な不幸を引き受けたとしても、心理的な幸せというものがあるのだということを、先生が信じておられるかどうかですよね。心の問題というのに目を向けていただけるのかどうかです。そうしたら、患者にも、もうひとつの物語が開かれるのではないかと思います。

幸せというのは、いい車を買って、おいしいものを食べて……というような価値観をもっておられる先生であれば、患者さんのもうひとつの物語は開かれないのではないかと私は思います。

石井　糖尿病は多くの患者さんにとって症状もなくて、医療者から与えられた情報を頭だけで紡いでいるというところがあるのです。「糖尿病はこういう病気だから……」と編集して現実感のない構成をする。

北山　糖尿病だけの話になってしまいます。

石井　そうなのです。そういうふうになってしまうと、絶対にその人のものにならないのです。与えられる糖尿病、みたいな。それをあなたにとっての「幸せ」は何かという視点にシフトしていくということですね。

北山　**非糖尿病的世界にどう目を向けるか**。あるいはそういう世界に、心をどう開かれていくかでしょうね。糖尿病ばかりで頭ができあがってしまうと、物語が全部糖尿病に冒されてしまうと思うのですが、先ほどから申し上げているとおり、治療者が、治療環境が、治療の設定が非糖尿病的な部分にどれだけ目を向けているか。充実感、あるいは価値観をどれだけ置いているかが問われるところではないでしょうか。そうなってくると、まずは私たちが変わらなければなりませんね。

　石井先生が私に興味をもっていただいたことも、そういうことにつながるのではないかと思います。そこに向けて、がんばりましょう。どこかでまたお目にかかります。

石井　ありがとうございました。

（２００７年10月7日、東京にて収録）

対談を終えて――石井 均

「糖尿病は治癒する病気ではないので、決して通院（受診）を中断しないよう指導する」（日本糖尿病学会編、糖尿病治療ガイド2014―2015、p21、2014）。この文章は治療中断をしないように指導する――つまり一生ケアが必要である――という後半に力点がある、が、現時点で糖尿病は治癒する――治せる――病気ではないと書かれている。だから一生のケアとして、食事、運動、そして薬物、通院などを継続することをお勧めする。しかし、治療によっては有害事象をもたらすかもしれない。それらは患者さんの負担となりうる。

そのような治療状況下で、本対談のタイトルに示されるような患者さんの怒り（「優しそうな顔をしていながら、治せないじゃないかおまえは！」）に直面することがある。ここまでの表現は珍しいと思われるが、「勧められたことをしたらかえって悪くなった」、「治らないならやっても仕方がない」、「一度あなたが自分の勧めることをやってみたら」、などの発言に出会われた（あるいは間接的に耳に入った）医療者も少なくないだろう。

本当は幸せを提供するはずなのに、苦痛まで提供するわけですよ。その文句を言われるのは、私たちの仕事だと納得して、これこそ医師がいちばん果たさなければならない仕事だと納得して関わるしかないと、私は思います。

文句を言われて役に立つ仕事ですからね（笑）。「役に立たない！」と怒られて役に立つ仕事です。オトモダチの話を聞いているわけではないのです。職業人として、怒られるのも仕事のうちなのです。（北山）

このような極端な場合だけを想定しているのではない。

食べ物の剥奪というのは、ものすごい怒りと、憎しみと不満を生む。（北山）

患者さんがそれを受け止めて、乗り越えていくキーは、

安心な環境を得て、そこにいるだけで幸せだ（北山）

という信頼関係あるいは愛情が得られる環境である、したがって、診察室は、くつろいで、安心して守られていると感じられる場所（＝holding environment。北山先生の用語では舞台裏＝楽屋）になる必要がある、ということになるだろう。しかも継続的に、連続的に。

この対談は（すべての対談が同じような状況だったが）とてもお忙しい先生に時間の隙間を作っていただき、羽田空港の一室で、飛行機を待つ間に行っていただいた。私にとっては、ミュージシャンとしての先生に思い出があり、そのお話からお伺いしたが、音楽をすることに関連して、以下のように語られた。

病気を抱えていても、深刻な人生の問題を抱えていても、私たちは遊びや楽しみみたいなものを見つけ続けなければ生きていけないのだろうと。人生は、たとえ病気がなくたって、基本的に非常に悲惨なものだと

思う。最後は死ぬのですから。(北山)

遊びは、強制されない活動で、緊張、喜び、面白さを与え、日常生活とは異なる、二次的現実(非現実)であるという意識を伴う、終わりがある、などいくつかの特徴をもつ。それが生きていくために必要だというのだ。

糖尿病は現実であり、終生ケアが必要である。それを引き受けていくためには、糖尿病以外の世界を(も)充実することが必要ではないかと提案されている。それは患者だけではなく治療者の価値観が問われているということである。

糖尿病ばかりで頭ができあがってしまうと、物語が全部糖尿病に冒されてしまうと思うのですが、先ほどから申し上げているとおり、治療者が、治療環境が、治療の設定が非糖尿病的な部分にどれだけ目を向けているか。充実感、あるいは価値観をどれだけ置いているかが問われるところではないでしょうか。そうなってくると、まずは私たちが変わらなければなりませんね。(北山)

患者の糖尿病への態度を問うときには、医師(医療者)自身の物の見方が問われる。幸せをどこに置いているのかと。

第五話

「注射が怖くて窓から飛び降りる夢を見た」

中井久夫×石井　均

中井久夫 Hisao Nakai

1934年奈良県生まれ。京都大学法学部入学後、医学部へ転部。卒業後、大阪大学病院でのインターンの後、1960年京都大学ウイルス研究所勤務。1966年より、東京大学医学部付属病院分院にて精神医学に携わる。青木病院、名古屋市立大学、神戸大学、甲南大学を経て、現在、神戸大学名誉教授。

主な著書に『中井久夫著作集』（岩崎学術出版社）、『分裂病と人類』（東京大学出版会）、『アリアドネからの糸』『最終講義—分裂病私見』『西欧精神医学背景史』『時のしずく』『日時計の影』『臨床瑣談』（以上、みすず書房）、『看護のための精神医学』（共著）『こんなときに私はどうしてきたか』（以上、医学書院）などがある。また主な訳書に、サリヴァン『現代精神医学の概念』、ハーマン『心的外傷と回復』、バリント『一次愛と精神分析技法』（共訳）、ヤング『PTSDの医療人類学』（共訳）、パトナム『解離』『カヴァフィス全詩集』、ヴァレリー『若きパルク／魅惑』（以上、みすず書房）などがある。

1988年に読売文学賞、1996年に毎日出版文化賞、2013年に文化功労者など受賞。

糖尿病治療は日々の自動的ともいえる活動の連続です。自動化された活動は、無意識的な行動ともいえます。しかしながら、それは常に患者さんの意識に働きかけてきて、不安や、苛立ちを持ち込みますし、また、希望や喜びをもたらします。つまり、糖尿病という身体疾患はこころの動きと連動しています。その「こころ」をどう理解し、どう対処するのか。中井先生にお伺いしました。

人と人とのインタラクション

石井　先生は、京都大学を卒業されて、大阪大学でインターンをされた後、京大のウイルス研究所にお入りになったのですね。

中井　ええ。阪大でインターンを終える頃、京大の入局者懇談会というものに出たのですが、その会での説明は、アルバイトをどこまで認めるか、いつ学位を出してくれるか、の2つだけの身も蓋もない話でした。そのときに、京大の一級上の先輩を訪ねて行ったのですが、私の話をフンフンと聞いて、「ここの助手、1つ空いてるんだが、どうだ?」と言うのです。ウイルス研究所の物理部門でした。そこで考えたのは、サイエンスというものを経験しておかないと、のちのちまでサイエンスが恐くなるかもしれないということでした。それが大きな理由ですね。もうひとつは、当時は定職がないと団地を申し込むこともできなかった。そういう理由もあったわけですけれども、団地にはさっぱり当たりませんでした（笑）。

石井　先生は、ウイルス研究所で6年お仕事されてから、パッと精神科に移られますよね。私はそこがすごく不思議で……。

中井　ありていに言えば、破門されたのですよ。実はペンネームで『日本の医者』（三一書房、1963）という本を書いたのです。その中で「医局制はいずれ崩壊する」とか、「次にきたるべきものとしては、むしろ官僚支配のほうが問題である」ということを書いたら、ボスが「自己批判せぇ」とかなんとか言われまして。

石井　そんなことがあったのですか。

中井　私はそれを拒否したのです。

石井　でも、破門されたとして、選ぶ領域は山ほどあったわけでしょう。

中井　私は「これはチャンスだ」と考えました。その頃、第一次伝染病時代が終わりつつあって、私たちの前後の学年では、分子生物学者になるか、厚生関係の役人になるかのどちらかでした。でも、私はどちらにも向いてない。それにウイルスは感情移入するにはちょっと小さすぎるから（笑）、ヒューマンサイズのほうがいいと思ったのです。ウイルス研究所では、いまから見ればとても単離とはいえないけれど、日本脳炎のウイルスのレセプターを分離して、ウイルスを精製して *in vitro* で反応させて、ということをしていました。レセプターとウイルスとのインタラクションから、精神科に行って人間と人間のインタラクションをみるようになったというわけです。

「病気」とはいったい何なのか？

中井　私は精神科で、患者の回復過程をみてきました。当時、回復過程を扱った論文は、世界中に事実上なかったのです。発病過程は第三者情報です。それに対して回復過程は目の前で起こっているのにどうしてやらないのですかと先輩に聞いたら、「それは患者が喋らないからだよ」というのです。回復のときは幻覚や妄想などの特異症状が消えて、疲労感などの非特異症状に変わってきますから、患者が語らないのですね。そこで、患者に絵を描いてもらうことにしたのです。それも非特異症状の移り変わりの記述です。

石井　そこで先生が発病過程と回復過程に注目されたのは、先生がウイルス学に関わっていたことの影響でしょうか。

中井　それはありますね。私は、故 天野重安先生（元 京都大学ウイルス研究所病理学教授）からも大きな影響を受けました。あるとき、「キミ、発病の論理と回復の論理とは別なんだよ」ということを言われました。何がどう違うという詳しいことは言われませんでしたが、その声色まで覚えています。「おお、そうなんだ」って私。

糖尿病でも発病の論理と回復の論理とは同じでしょうか？

石井　共通点はありますが、質的に違います。

中井　でしょ?!

石井　病気になる過程と治癒する過程という意味では、一部の病態を除いて治癒するということはないと考えられています。糖尿病に「治癒する過程」というのは発見されていません。

中井　統合失調症も、そう言われていましたよ。

石井　糖尿病では「もちこたえる過程」というか、「do」ですね。「糖尿病をする過程」。糖尿病になる過程があって、糖尿病である状態があって、糖尿病をする、ずっとしていく過程（doing）が続く。この「する」というのが治療なのです。

きょう私が伺いたかった話のひとつは、「病気」とはいったい何なのか、ということです。糖尿病は元来、口渇とか尿量増加とか易疲労感や体重減少で本人が気付く病気だった。しかし現在では、糖尿病の診断は症状の「あるなし」で線引きするものではありません。つまり量的な表現、正常値からどれぐらい逸脱したら糖尿病かということになってきた。「あなたは医学的に（設定された基準を満たすから）

糖尿病である」と。ところが、基準が相対的になってくると、本人には、自分がどこにいるかという実感がない。**糖尿病という病気の難しさは、本人が病気だとは思えないところ**、ある集団における基準値で決めてしまう、「キミは、ずれているんだ」と決める、そこにあるのかなと思っています。

中井 統合失調症は、「do」の状態が「治っていない」として精神科医も患者もいら立っているというところがあるのです。臨床医学と基礎医学の違うところは、ある、目に見えない一線があって、風邪でも、その一線よりも軽ければひと汗をかいたり、熱いうどんを食べたりしたら良くなるけれども、その一線を超えてしまったら、同じことをしても肺炎になる。その、目に見えない一線が見えるかどうかというのが臨床眼なのです。

石井 そうですねぇ。

中井 私は、糖尿病はよく知らないけれども、カロリーだけの問題でもないでしょう。低血糖と高血糖との間にある正常ゾーンは絶えず変動しているでしょう。数値よりももっと手に取るようにその動きが見えたら‼

石井 糖尿病になる、ならないの一線の本質はまだ明らかではありません。連続的に推移する病態の中で、ある基準値をもって医学的、操作的に決めています。

覚えている夢、消える夢

中井 その目に見えない一線は一次元でなくて、ここから先は統合失調症に一歩入り込む道かもしれないし、入ったとしてもまだ引き返し可能だという時期もあります。発病後、ギリギリ48時間以内に有効な手段を講じたら、統合失調症は決して悲観すべきものではないんです。

人間には、すべての細胞に体内時計があります。私が仮に立てている人間の長期周期は、まず「3日」です。睡眠障害も、48時間で収支を合わせれば前日眠れなくても問題ない。次に「7日」という周期もありますよね。月曜日の患者と火曜日の患者とでは感じが違いますが、こちらの問題があるのでしょうね。月曜日は、自分も治療者として立ち上げなければいけない。火曜日というのは緊張がいちばん高まります。そして、木曜日になるとだいぶ落ち着きます。

睡眠は1セットが「1・5~2時間」で、それをだいたい4回繰り返して目が覚めます。大多数の人は最初のセットほど深いから、2時間寝てもかなり睡眠は消化されている。そして、どのセットも最後は夢で終わるわけです。夢がわかりにくいのは、完全に消化された夢は消えてしまうからです。関西弁でいう「しがみかす（消化残滓）」だけを見ているから、夢はわかりにくいのです。夢分析というのは、どこかはその人の生活と関係しているだろうけれども、所詮あれは「しがみかす」であるというのが、私の考えです。

石井　それは、覚えている夢という意味ですか。

中井　そうです。それも1~2分で消えるでしょう。言語化されないものは、淘汰されてしまいます。言葉にはいろいろ機能があって、コミュニケーションだけでなくて、ディスコミュニケーションの役割もしています。つまり、言葉というのは夢を消す、「しがみかす」の処理もしているのですね。

石井　ほぉー。

中井　そして、覚醒後最初の2時間は過渡期ですね。一緒に病院で働いていた故 遠藤四郎先生（元 東京都精神医学総合研究所）に、「覚醒して2時間以内には、あまり重大なことはするな。非常に不安定である」、「午前中はクリエイティブな仕事ができて、正午以後は、昼寝をしても夢を見ない——レム期がない——、つまり夢を消す作用がある」という話を聞きました。前の晩の夢を、また翌日も見るようでしたら、その人はそうとうリスキーなのです。

石井　そのリスキーという意味は？

中井　脳、あるいは精神といってもいいけれど、decompensation（補償喪失）を起こしやすいということです。皆、のんべんだらりと正常でいるわけではなく、そういうことを防衛しているシステムがあるのですね。たとえば、夢が翌日の夢に入り込まないように、午後の時間には、夢を消す働きがあります。ですから、その機能がストレスか何かで失調を起こしたら、前日の夢が翌日に入り込みます。私は、毎晩同じ夢を見るときは、decompensation を起こすリスクが高いから気を付けなさいと言っています。その一部は不眠に移行します。

ある患者の夢

石井　糖尿病患者の夢に関連してエピソードがあるのですが、それは、ほとんどがインスリン治療を開始した後です。たとえば、インスリン注射を始めて2～3日経ったある朝、ベッドサイドへ行きましたら、患者さんが布団をかぶって寝ていたのです。「どうしたの？」と聞くと、ひどく落ち込んだ状態で「実は夢を見たんだ」と。その人はきちんと注射を打っていたし、看護師も「この人はインスリンを続けられる」と言っていた人です。だけど、「夢の中で、医師が自分のベッドサイドにインスリン注射を持ってきて、**自分は注射が怖くて病院の窓から飛び降りた**」と言うんです。「下へ降りてやっと解放されたと思ったら、目の前に看護師が3人ほど立っていた。きわめて怖い夢だった」と。それが、日中消えない、消せないというのです。そういう強烈な夢の話を聞いたのは初めてで、私は、スタッフに、その人にインスリンの話をするのは一切やめよう、しばらくは本人がやりたい治療でいこうという話をしたのです。

中井　それだけのエピソードの中に、ものすごく重要な問題がいくつも入っていますね。まず、インスリンの治療を始めたこと。これ自身が屈曲点なのです。いろいろな**身体上のパラメータが屈曲点にあるときは、夢を見やすいのです**。その他、いろいろな一過性の現象が起こります。

先ほどもお話ししましたが、人間というのは、のんべんだらりとしていて病気にならないわけではないのです。たとえば、統合失調症にならないために、常にエントロピーを放り出しています。感覚をある程度鈍くしています。自分が思っていること、記憶していることが、同時に全部出てきたら、どんな人間でももたないでしょう。それをコントロールしているシステムがあるはずです。経験的に言って、このシステムの無害な最良の部分は睡眠です。これは副作用がないですからね。その次が夢です。夢は一種の消化装置で、昼間の行き詰まった問題を消すことがあります。昼間にあったことを夢でもう一度見るということは、何か心残りがあったということですが、その夢のストーリーは、昼間より少し自分に都合よく変わっています。3番目は心身症です。体の病気になることで、休養がとれます。その次は意識混濁、あるいは意識喪失です。このようにだんだん副作用が大きくなります。そして、最後は死です。統合失調症になるところを、高熱を発して（hyperthermia になって）、場合によっては死んでしまう。それに対する対処法も、私たちの世代は、私たちなりに開発してきました。私が精神科に変わって最初に思ったのは、「こんな強烈な妄想とか、幻聴を訴えるけれども、深刻味がないのはなぜか」ということと、もうひとつは「どうして失神などしないのか」ということです。防御システムとして、どうして失神しないのか、胃に潰瘍ができないのか、あるいは、どうして高血圧とか緑内障とかにならないのか。でも、実はなっているのです。観察密度が低いというだけなのです。

石井　そうなんですか。

中井　はい。縦断的に診ないと駄目ということですね。看護日誌もきちんと読まないと。回復過程の初期には、血圧が突然上がったり、便秘や下痢が始まったり、円形脱毛症が起こったりするのです。それも、all or none方式で、突然猛烈な下痢が始まったと思ったら、5日でピタッと止まってしまう。あるいは1年ぐらいずっと体温上昇が続いて、ある日にストンとやみ、そのときにものすごい夢を見るということもあります。私は先生のその夢のお話を非常に興味深く聞きました。幻聴や妄想というのは、夢に入ってこないのですよ。

石井　ほぉー！

中井　私も、最初は不思議に思いまして、聞いて回りました。患者さんがものすごく深刻そうに「先生、幻聴を取ってください」と言うので、「寝ているあいだは？」と聞いたら、「それはないんです」と。

石井　夢は見ないのですか。

中井　いえ、夢を見ることはわかっています。レム期に起こしたら、ちょっと寂しい夢ですけどノーマルな夢を見ています。夢にノーマルもアブノーマルもないかもしれないけど、アブノーマルな夢というのは、その夢自身が自己維持できなくなって、自律神経の猛烈な症状とともに目が覚めてしまうでしょう。時には心停止が起こることもある。寝る前にスリラーを読むなどというくらいです。それが夢の防衛の限界なのです。つまり夢は心の消化器であるけれども、それにはもちろん限界があって、限界がくると自律神経症状を伴って夢から放り出されて目覚めます。

100点を目指さない治療

中井　精神科には、患者から「〇〇先生に話を聞いてほしい」とよく電話がかかってきます。電話がかかってくるのはだいたい夕方の4時から7時までです。どうしてこれが発見されなかったかというと、医者が仕事を終える時間帯で、看護師さんの交代時期、そして患者の食事の時間に重なっているからです。話を聞いていると、限度が7時くらいということもわかってきました。「8時になってもまだ同じようだったら、またかけていらっしゃい」と言えば、待っていても電話がかかってきたことはありません。7時までに終わる、と限界を示したら、人間は耐えられるのですね。また、私が面接をするときに重要視しているのは、「この人が〝吸い込み穴〟をもっていないか?」ということです。その人のエネルギーをいくら吸い込んでもまだ満たないものがないかどうかを探します。本人はそれに気が付いてないことが多いです。**期限のない仕事は非常にストレスフルです**。糖尿病の方や透析の方はエンドレスでしょう。これはものすごいストレスだと思います。

石井　そう、そこです。エンドレス。

中井　糖尿病の治療は、ドロップアウトが最大の問題になってきているでしょう。

石井　糖尿病の患者は治療の時間軸、出口や終点が見えない。もし終点があるとしたら、ドロップアウトや、あるいは極端にいえば死があるということだと思いますが、私たちが患者さんを診ていていちばん難しいのは、やはりそこです。先ほどお話しした夢の話はインスリン導入のときのものです。**一生続けなければならないという重さをどう持ちこたえるか**ということです。

中井　それをどうするかですよね。

糖尿病の精神医学会はありますか？　透析患者の精神医学をされている春木繁一先生[*16]（元 青葉クリニック院長）は、自身が透析者です。糖尿病にも精神科医が必要なはずです。糖尿病も透析も、「100点を取れ」と言われて、毎日100点を取るなんて、毎日100点を取らなければいけない作業でしょう？　私は到底そんなことできませんよ。毎日100点を取るなんて、どんな秀才でもできることじゃない。だから、どこまで許容できるかということを考えなくてはならない。それから、糖尿病でも「早期発見」があり得るのか。あるいはDNAまで話をもっていってもいいから、予防的な意味のある発見ができるのか。そして、**治るか治らないかではなくて、初期段階を長引かせることができるか**。極端に言えば、初期段階でずーっと安全に80歳までいければ良いという目標です。アルツハイマー病でも、初期段階を長引かせて、「あなた誰？」、「私だれ？」というところまでいかないうちに寿命がきたらそれでいいでしょう。**「初期段階を延ばせる」という手近な目標を立てないと、医者もまいってきますよね。せめて「もっと良い治療法ができる。いま、皆一所懸命研究している。それまで待って。ごめんね」くらい言い添えてほしいです。**

石井　先生のご本のなかの、アルコール依存症のところだったと思うのですが、「治療するのに、可愛いと思うぐらいにしておくのがいいのだということが大切です」、「ものごとのバランスを完璧にもっていくのではなくて、まああというか、そこそこというか、そのぐらいがいいのではないか」というお話も出てきますね。昔、笠原嘉先生（名古屋大学名誉教授、精神科）が糖尿病の学会でメンタルヘルスのお話をされたとき、「治らなくてもいいじゃないか」、「ほどほどに悪くなっていくのは、まあいいんじゃないか」ということを話されたことがありました。長続きするというのは、実は毎日100点を取ることではなくて、トータルとして見て、自分がうまく生きていけるようなレベルをどう見つけるか。糖尿病という病気をどう治療するかではなく、**いかにその人の人生に合わせた糖尿病をもつことができるか**。これがいちばん難しいという気がします。

中井　難しいかどうかわからないけど、治るか、治らないかというふうに目標を設定してしまうと、悲観的になるでしょう。だから、100点を取らなくても、70点でいけるように、補助的な手段が何か考えられやしないかと。漢方でも何かあるかもしれない。あるいは、動物から学べるかもしれない。鳥は血糖250mg／dLでも空を飛んでいるんですから（笑）。

「現状維持が既にメリットである」―不確定性に勇気をもつ

石井　先生のお書きになった中に、「**私たちの希望はしばしば不確定な将来の先送りである**」という一文がありますね。

中井　それは、必ずしもとがめているわけではないですよ。先送りすればいいということです。

石井　はい。私にもこの言葉は決してネガティヴに映らないのですが、ただ、ここで先生がどういうことをおっしゃりたかったか私は知りたいのです。不確定な将来の先送り。

中井　その部分は忘れろというのではなく、先送りして、確定している部分だけ固めていくと、意外に見えてくるものがあります。all or none で、糖尿病は治らない、100%を患者に要求する、そしてドロップアウトする……。悪循環ですよね。**毎日100点を取らなきゃいけないなら、私だってドロップアウトする。目標を、人間が耐えられる程度の不規則性を、どれだけ許容する治療ができるか**というふうにしたらいい。私は若いドクターには、「現状維持が既にメリットである」と言っています。

石井　不確定な将来の先送りをするには、ものすごい理性あるいは忍耐力が要りますよね。

中井　そうです。

石井　どうすれば、「全部いま決めてしまわなくてはならない」とか、「全部いましてしまわなくてはならない」と思わないようにできるのでしょうか。つまり自分の将来には、何がしかの不確定なことがあって、それを頼みにして生きることはできるのだと思える、その原動力というのか。

中井　だましだましということです。だましだまし使うことはよくありますよね。飛行機を完璧に修理しようというのが、いわば医学の高望みでしょう。そうではなく、とにかく飛べるようにするとか、飛べなくても地上を走れるようにするとか。

石井　先生、くどいようですが、不確定な将来というのはイコール不安ではないのですか。

中井　いや、そんなことはありません。**不確定な将来は、外界と自分とのインタラクションにおいて、変わってくる**わけですから。

石井　確定した将来のほうが、不安なこともあると。

中井　それはあるかもしれませんね。将来を確定すると、大体裏切られますよ。

石井　いま決まってない、いま決められないこともある——あるいは確実でないこともある。でもそれを信じられるということでしょうか。

中井　ものごとの6割から9割は不確定、未定なのです。確定しているのは、医学が描き出したストーリーだけです。虹は七色ではなく連続スペクトラムであり、分類というのはかなり人間の脳の都合なのです。これは中間段階や不確定部分に対する軽視・無視を起こします。

希望は意外なところに潜んでいること、個々人の生活に即して違うこと、しかし、とにかく医師は希望をも処方しなければなりません。「医師」そのものをも処方せねばなりません。そして「祈り」をも。不処方箋を渡すときには「効きますように」、「うまく働きますように」くらいは言い添えてください。不確定要因が大きいほど、医療者は勇気をもちましょう。造船でも、家を建てるのでも、お祓いをするのは不確定性があるからです。不確定性がまったくないものがあるのかどうかわからないけど、万一、不確定な事態がなくなって「人体修理業」になったら、どうなります？「キミたちの高給は不確定性によって得られておるのである。医者よ、奢るなかれ、だよ」というのが若い人への戒めです。

石井　本日は本当にありがとうございました。

（２００８年10月26日、神戸にて収録）

●対談を終えて——石井 均

この日は風邪で本当に声が出ず、中井先生にはずいぶんとご迷惑をお掛けした。先生は自分を整えるためにと30分から1時間ごとに休憩をとりながら3時間もお付き合いいただいた。先生のお話の中に単位（区切り）としての時間——人間の活動周期——がよく登場し、その見方が新鮮だった。

人間には、すべての細胞に体内時計があります。私が仮に立てている人間の長期周期は、まず「3日」です。（中略）次に「7日」という周期もありますよね。

睡眠は1セットが「1・5〜2時間」で、それをだいたい4回繰り返して目が覚めます。（中略）そして、どのセットも最後は夢で終わるわけです。

睡眠障害も、48時間で収支を合わせれば前日眠れなくても問題ない。

発病後、ギリギリ48時間以内に有効な手段を講じたら、統合失調症は決して悲観すべきものではないんです。（中井）

その時間単位の中でリセットされる必要がある。それが、脳あるいは精神をdecompensation（補償喪失）から守っている。同じ夢を見るのはリスキーらしい。

ある患者さんの夢のお話をした。インスリン注射開始時に怖い夢を見た。これに強い関心を示された。

いろいろな身体上のパラメータが屈曲点にあるときは、夢を見やすいのです。夢は一種の消化装置で、昼間の行き詰まった問題を消すことがあります。昼間にあったことを夢でもう一度見るということは、何か心残りがあったということです。

つまり夢は心の消化器であるけれども、それにはもちろん限界があって、限界がくると自律神経症状を伴って夢から放り出されて目覚めます。（中井）

夢のもつ臨床的重要性について教えていただいた。夢については河合先生にもご紹介した。聴いて話し合うことに意味があるとおっしゃった。

時間の話に戻るが、私は糖尿病患者さんと付き合ううえで時間（の長さ）を頼みにするということを考えてきた。一方で、糖尿病治療は生涯継続の必要であり、それは終わりのない作業を続けることを意味する。


期限のない仕事は非常にストレスフルです。

糖尿病の精神医学会はありますか？（中略）糖尿病にも精神科医が必要なはずです。

毎日１００点を取らなきゃいけないなら、私だってドロップアウトする。目標を、人間が耐えられる程度の不規則性を、どれだけ許容する治療ができるかというふうにしたらいい。（中井）

中井先生からは右記のような提言をいただいた。さらに、治るか、治らないかというふうに目標を設定してしまうと、悲観的になるでしょう。「初期段階を延ばせる」という手近な目標を立てないと、医者もまいってきますよね。せめて「もっと良い治療法ができる。いま、皆一所懸命研究している。それまで待って。ごめんね」くらい言い添えてほしいです。（中井）

という糖尿病治療の目標に関する示唆や医師の態度に言及していただいた。最後に不確定性についてお尋ねした。「糖尿病の長い治療とその結果については不確定な部分が多く、それが患者の不安につながる」と私は考えてきた。しかし、不確定な将来を先送りにすること、いま確定していること、いまできることでいまを乗り切ることを考えましょうと先生はおっしゃる。

希望は意外なところに潜んでいること、個々人の生活に即して違うこと、しかし、とにかく医師は希望をも処方しなければなりません。「医師」そのものをも処方せねばなりません。そして「祈り」をも。（中井）

最後に「第一回対談の記念に　中井久夫」と自著にサインしていただいた。不確定だが第二回を想った。

第六話

「しょうがないやつだけど、一緒にやっていくか」

中村桂子×石井 均

中村桂子 Keiko Nakamura

1936年東京都生まれ。理学博士。東京大学理学部化学科卒。同大学院生物化学修了。三菱化成生命科学研究所人間・自然研究部長、早稲田大学人間科学部教授、大阪大学連携大学院教授などを経て、1993年にJT生命誌研究館副館長に就任。2002年4月より同館長。

主な著書に、『いのち愛づる姫』(共著、藤原書店)、『「生きている」を見つめる医療』(講談社)、『ゲノムが語る生命—新しい知の創出』(集英社)、『「生きもの」感覚で生きる』(講談社)、『生命誌の世界』(日本放送出版協会)、『自己創出する生命』(筑摩書房)、『生命誌の扉をひらく』(哲学書房)、『「子ども力」を信じて、伸ばす』(三笠書房)、『科学者が人間であること』(岩波書店)など多数。

糖尿病をいかに生きるかは究極的なテーマです。ただ、それはひとつのあり方を極めようとするものではなく、多様性が許されるもの、あるいは多くのあり方が集められて形成されていくものです。したがって、この究極的なテーマを考えるためには多くの人々の経験と時間が必要です。

一方で生きることのもうひとつの基本的要素をたどっていくと、遺伝子−DNA−ゲノムに行き着きます。それは、ヒトだけでなく生きとし生けるものすべてに共通する生命体の基本単位だからです。

ゲノムの研究を通じて生きること、生き続けてきたことの知恵や論理が学べないか、それは研究者のもつ大きい期待のひとつではないかと思います。それを研究してこられ、社会に発信し続けておられる中村先生にお話をお伺いしたいと思いました。

「生きる」を全体的に捉えたくて

石井　先生にお話をお伺いしたいと思いましたのは、『ゲノムが語る生命』（集英社、２００４）という本に出会ったのがきっかけです。その中で先生は、「生きる」ということを基本に学問全体を組み立てたいと書かれていました。

生命を中心にして考える

人間も生きものの一つであるという当たり前のことを基本に、「生きているってどういうこと」という、これも誰もがもつ問いを問い続けながら、納得のいく暮らし方を考える。私の関心をひと言で表わすとこうなります。（略）もちろん、経済も科学技術も人間の活動の一つとして大事なものであることは認めます。でも「命あっての物種」という言葉があるように、一番の基本は〝生命〟。そのうえで、科学技術も経済も動かすという逆の発想をした方が、暮らしやすい社会になるのではないかと思えてしかたがありません。

七つの動詞をキーワードに

（略）生命誌研究館という場を作って十年、「生きる」ということを基本にする社会で大事なことは何か、そのような社会を支える「知」はどんなものだろうと考えながら過ごしている中で生まれてきたことを並べたら、「生きる」「変わる」「重ねる」「考える」「耐える」「愛づる」「語る」になったのです。

（中村桂子「ゲノムが語る生命―新しい知の創出」、集英社、２００４より）

石井　その言葉から私がイメージして広げたものと、先生がこのご本の中で展開されていることとは、必ずしも同じレベルではないかもしれません。しかし、「生きる」ということを、自分たちがやっている仕事、あるいは学問の基本として展開することは、すごく大事なことだと思います。

ただ、私が先生のおっしゃっていることをどのくらい理解できているかわかりませんし、読者も、必ずしも先生のご本に接したことのある人ばかりではありませんので、まずは中村先生のご紹介を含めて、出発点から始めていただければと思います。

中村　私の本を読んでくださっている方は少ないでしょうから、難しい入り方ですね（笑）。

まさにいま先生がおっしゃってくださったことが、「生命誌」の基本なのです。「科学＝science」の研究は、「物」を対象にして、それがいったいどういう構造をもち、どのように働いているかを調べます。でも、子どもを育てるようになって、そうした分析的な見かたではこれはわからない、「**生きる**」**とはどういうことかを全体的に捉えたい**と思い始め、「生命科学」ではない知を求めたのです。

何かが回っている！

中村　私は、化学からこの世界に入ったのですが、化学を専攻した理由は、物事を整理して考えるのが好きだったからです。

それに、高等学校のときの化学の先生がとても良い先生で、教えてくださることが先生の人間性と一体となって伝わってきたものですから、私も化学を学べば、その先生のようになれるかなと……。そういうとても単純なスタートでした。

大学に入ったのが１９５５年、高度経済成長の時代でした。それを支えていた新しい科学技術のひとつに高分子、日常でいえばプラスチックがありました。天然の材料が多かったところへプラスチックが登場して、女性でしたらナイロンの靴下に始まるという感じで、急に周りがカラフルになり、豊かになった時代でした。「化学で新しいものができる」というイメージもあって、魅力的な学問に思えました。

大学1年生のときに、たまたま先輩から「面白い本が出たから一緒に読まないか」と誘われて、『Dynamic Aspect of Biochemistry』（『動的生化学』岩波書店、１９５４）を読んだのです。そのなかで、とても印象的だったのが、「ＴＣＡサイクル（tricarboxylic acid cycle）」[*17]。そこで「サイクル」に出会ったのです。それまでの化学で教わったことから、物を作るということは材料から製品へと一直線だとばかり思っていたのです。人間の技術ではまっすぐにしかできないものを、生きものはどんなに小さな、それこそバクテリアでも、体の中でくるくる回して作っている。すごいなと思ったんです。いまでこそ環境問題から「リサイクル」ということが言われていますけれども、その時の私は、直観的に「何かが回っている」、「ものをくるくる回して使う」ということが、非常に面白かったんですね。それで、生きているものの化学のほうが、人間が考えてやっていることよりも面白そうだと思ったのです。

さらに、大学3年生のときに「最近ＤＮＡの構造がわかり、面白いことがわかりそうだ」と教わりました。

石井　そのとき先生は何を見られたのですか。写真ですか？　それともモデルでしょうか？

中村　本に描いてあった図です。ここは何Å（オングストローム）で、どんな角度で……、という化学構造の図を先生が見せてくださいました。ＤＮＡの二重螺旋の構造があまりにも美しくて、それまでは物質の構造で「きれい！」と思うものはなかったのですが、こんな美しい形のものが自然界に存在し、体の中で動いているということに感動しました。

こんなものが本当にあり得るのかと思って、友だちとすぐにモデルを作ったんです。炭素は黒、酸素は赤と決めて、竹ひごと色粘土で。いまになれば、あれは日本で初めてのモデルだったと思います。

こうして、ＴＣＡサイクルとＤＮＡの２つに出会ったことをきっかけに、化学から、当時はまだマイナー中のマイナーの学問、ＤＮＡ研究に進んだのです。

ところが、いざＤＮＡ研究に入ってみたら、構造と機能の解明で、**全体を見るという感覚ではなく、分析的だったのです。分析はもちろん大事だし、それ自体は面白いのですが、ダイナミズムに欠けている感じがしました。**

当時20代終わりですが、結婚をして子どもが生まれるという日常的なことが起こり、こちらはダイナミックすぎるくらいダイナミックでした（笑）。そこで、「生きもの」とＤＮＡ研究の間のギャップが私の中で大きくなっていったのです。赤ん坊は「全体」なのですが、**「全体」と「ＤＮＡ」とがうまくつながらない。**「ＤＮＡは面白いし、それを全部捨てて別のことをやろうとは思わないんだけれども、何だか違う……」と、10年ぐらいとても悩みました。

ゲノム――時間を紡いできたもの

中村　そのように悩んでいるうちに、ＤＮＡの研究が進み、「ゲノム」という概念が出てきて、ゲノムが全体を支えていることがわかったのです。

ゲノムというひとまとまりとして、親から子に伝わり、個性ある一人ひとりを創りあげていく。ゲノムを切り口にすれば全体が考えられるのではないかと思ったのです。決してゲノムですべてが決まるわけではありませんが、切り口としては魅力的だと。

たとえば私がもっているゲノムは両親から受けとったものです。両親はそのまた両親から受けとっているわけで、ずっと祖先へとつながっています。つまり、ゲノムを知るには、歴史を遡って見ていかなければいけないということに気が付いたのです。

それまでの科学は、「時間」を考慮せずに進められていました。でもここで、「生きているということは、時間を紡ぐことではないか」と思ったのです。私は哲学者ではありませんから、「生きていることは時間だ」というテーマを抽象的には考えきれません。でも、ゲノムという実体は、時間をその中に集約していると考えれば時間の問題にも取り組めます。いままでは遺伝子として見ていたけれど、そうではなくて、時間を紡いできたものとしてここにあるという見方をすれば生きもの全体を見ることができます。そう思って「生命誌（biohistory）」にたどり着いたのです。

「生きる」ということとDNAをつなげたら、「**生きるということは、時間を紡ぐことだ、プロセスだ**」という考えに至ったのです。

「生命誌」という考え、ゲノムに書かれている歴史を基本にする分野は、だんだん認めていただけるようになりました。「ゲノム・プロジェクト」が始まってからは、多くの人がゲノム研究を始め、「データはたくさん出るし、素晴らしい」と思っていたら、データが出れば出るほど難しいということがわかってきました（笑）。まあ、それがいまの悩みといえば悩みです。

「続く」と「変わる」

石井　先生は、世の中のバラバラなことを整理できるものが何かあるんじゃないか、という思いから化学を始められたということですが、「ＴＣＡサイクル」や「ＤＮＡ」は、その整理できた究極の形のひとつかもしれませんね。

ＴＣＡサイクルは、アセチルCoＡとオキサロ酢酸からクエン酸ができて、いろいろ仕事をしながら、またクエン酸ができる。そこだけで、くるくる回りながらエネルギーを生み出していく。

中村　それが「全体」を動かしているわけです。

石井　「回していく」ということは、結局、余分なものを作らない。その効率の美しさも、生きもののすごいところだと思うのですが、いかがでしょうか。

中村　おっしゃるとおりです。「続いていく」ということを前提にすると、現代社会の技術のように作る方向だけでは成り立ちません。いま、私たちが社会のことを考えるときも、「自分が生きている間だけよければ良い」と考えるわけにはいきませんよね。やはり子どもの時代、孫の時代、もっともっと千年先も皆が幸せであってほしいという思いがあります。

この限られた地球の中で続いていけるのは、いろいろなレベルで回っているからです。個体が死んで、また生まれるということも含めて。だから、「回る」ということは、生きているということの基盤にあると思うのです。

石井　たとえば、森の中で古い木が倒れて、また新たな芽が出てくるというのも「回る」ということですね。

中村　そのとおりですね。ＴＣＡサイクルとは「回る」ということの象徴として出会ったような感じでした。

私たちは生きものなんだから、続いていくことの大切さを考えなければいけないのに、いましか考えていないところがあります。たとえばエネルギーをこれほどたくさん使う暮らしは、「続く」ということを前提にしたらあり得ないことです。エネルギー資源は有限ですし、二酸化炭素の排出で環境は壊れてきていますし、「さあ、どうしましょう」ということになっています。そうすると、大量に物を生産することを考え直して、**続いていくことを価値観のベースに置いた社会を組み立てていかなければいけない**と思うのです。

石井　その「続く」には、先生がご本の中でおっしゃっている「変わる」という要素も入ってきますね。

中村　はい、「変わる」が入ってきます。「続く」ということは、「同じに続く」ではありません。変わったから続いてこられたといえます。

石井　そして、その「変わる」ということも、ＤＮＡに仕組まれていると、先生はお考えになるわけですね。

中村　そうです。変わりながら続いていくということを見事にやっているのが、あの二重螺旋の構造だと思うんですね。でも、「変わる」といってもでたらめに変わったら続いていけないので、残り得るものには約束事があるわけですね。それが生きものの約束事だと思うんです。それがいちばん知りたいのですが、なかなかわかりません。

石井　先生がさっき、ＤＮＡについての情報が増えれば増えるほどわからなくなったとおっしゃっていたのは、そういうことですか。

中村　はい。「変わりながら続いていく」ときの約束事は、言葉でいえば文法みたいなもの、こうやらないと通じませんよというものがあるはずです。それを知ることが、生きものの基本を知ることだと思うのですが、それはなかなか教えてくれないという感じがしています。やればやるほど、たとえば「いいかげんだ」ということがわかってきますでしょう（笑）。「**いいかげんでいいんだ**」ということが、だんだんわかってくるのですけれど、科学がいちばん苦手なのは「いいかげん」ですよね。

生きものは「いいかげん」を許容する

中村　「いいかげん」でいいんだということがわかってくると、科学としては辛いです。でも、気持ちとしては「そうだよなぁ」と思うわけです。

石井　科学としては辛いかもしれないけれども、生きるという意味では、「いいかげん」でいいんだという事実はものすごく力強いメッセージです。

中村　いいかげんだから、こんなに面白くできているんですよね。

石井　たくさんできたし。

中村　そう。**多様になったのです**。「**こうでなければいけない**」**とは言わないで**、「**あれもありね、これもありね**」、「**あなたもいいよ、きみもいいよ**」、「**みんなよろしい**」**と認めているわけですよね**。

石井　このメッセージ良いですね！　先生がＴＣＡサイクルを初めてご覧になったときのようです。うまく分析できないけれど、直感的に良いと思う。

中村　（笑）。

石井　「いいかげん」というのは、ゲノムのレベルでいくと、変異や組み換えが適当に起こってしまうということですか？

中村　そういうことも含めてですけれど、多様ということでいえば、「これでもいいよ、これでもいいよ」と認めている。だから、**たぶん生きものには「正しい」という答えはない**のだと思っています。たとえばゲノムを調べても、ゲノムの標準はありません。「これぞ人間」というものはないわけです。100人いれば、100人とも人間です。「これが人間で、あなたはここからちょっと外れてる」というのではなく、ぜーんぶ人間なのです。

生きものとしての基本と逸脱

中村　私がこの分野に入ってから50年になります。この50年というのは、現代生物学にとって、もしかしたら最高に面白い時期だったかもしれません。ゲノムがわかってくることによって、たくさんの生きものを比較することができ、生きものとしての基本が見えてきました。

実は、私たちヒトは生きものですから、特別の知識なしで生きていても、生きる能力をもっています。アリも、ネコも、みんなそうやって生きています。ただ、20世紀という世紀は、生きものとしてみたら非常に特異な世紀だったと思うのです。これまでの人口増加の推移を見てここ100年間の増え方を見たら、どうみても異常です。歴史を見る必要性は、生命誌という生きものの歴史を踏まえて、人間の歴史にまでつなげて考えるということになります。

石井　なるほど。

中村　私は、自動車を捨てましょう、現代文明を捨てましょうと言うつもりはまったくありません。まず、生きものであるという認識をもち、それらを一定の範囲の中で活かすことはできると思います。いろいろな生き方があるわけですが、本来人間は生きものなのですから、生きものを意識することは暮らしやすさにつながると思うのです。

石井　先生は以前ある本の中で、ゲノムにはひとつの適応としての能力が入っているが、いまの社会は38億年の間にゲノムが想定しなかった異常な社会であり、そのギャップが、たとえば生活習慣病としての糖尿病という形で出てくるんじゃないかというふうなことを述べておられました。

実は、糖尿病の専門家たちも、こういう捉え方をし始めているのです。ですから、われわれは糖尿病の治療について、たとえば「食事の制限」という表現をしますが、あれは制限でも何でもなくて……。

中村　**「普通にしなさい」ということなんですね。**

石井　そのとおりだと思います。本来人間は、ほんの少しのエネルギーで、たくさんの仕事や運動ができる。考えてみれば、ライオンなど野生の動物にしたって、3日も4日も食事しない状態でも少ないエネルギーで体を動かすことができている。そういう遺伝子があるわけじゃないですか。でも、このような異常な社会・状況の中で、われわれがいかに「普通」でいられるか。それはものすごく難しいのかもしれない。

糖尿病を「愛づる」

石井　このインタビューの最初に、「先生の言葉から私がイメージして広げたこと」がある、という話をしましたが、先生が提唱される言葉の中に、糖尿病と深く、深くつながっているキーワード、キーコンセプトがあると思っていました。それは、先生がまさに『ゲノムが語る生命』という本のなかで取り上げられている〝動詞〟です。**「変わる」、「重ねる」、「考える」、「耐える」、「愛づる」、「語る」。これは、まさに糖尿病をもった人たちが一つひとつ積み上げていく過程なんです。**

患者さんは「糖尿病を生きる」、糖尿病をもちながら生きるということをしなければいけない。じゃあ、その糖尿病を生きるためには、何をすればいいのか、何が必要なのか。それが、「変わる」であり、「重ねる」であり、「考える」であり、「耐える」であり、「愛づる」であり、「語る」。糖尿病をもった人たちの「生きる」ということを、これらの動詞で語ることができると思っていたのです。

糖尿病患者が、糖尿病を生きる中でいちばん難しいことは、「愛づる」なんです。先生のおっしゃる、物を対象にした、あるいは時間で変化していくことをじっと待つ、この「愛づる」は「耐える」に近いのかもしれないけれども、糖尿病の患者さんは、糖尿病というものを、自分のもっているものを好きになることがなかなかできない。

中村　それは難しいですね。

石井　私たちがアメリカ糖尿病学会の[*18]『糖尿病こころのケア』(医歯薬出版、１９９９)という本を訳したときに、ある方に「糖尿病を愛することなんて、もちろんできないけれど」というサブタイトルをつけていただきました。愛することはできないんだけれども、自分たちがそれをもった以上は、「変わる」、「重ねる」、「考える」、「耐える」をしていかなくちゃいけない。だから、キーワードは「愛づる」だと思うんです。先生は「愛づる」を、「本質が見えて愛らしくなること」と説明されています。まったくそのとおりで、糖尿病に関心をもてるようになるかどうかなのです。それは「愛する」とは違うのです。

たとえば血糖値は食事療法、薬物療法でどんどん下がっていって、良くなるんです。だけどこれを持続することが難しい。リバウンドして元に戻っていく。そのときに、戻る人と、戻らない人があるわけです。その方たちのいちばん大きな違いは何かと調べていくと、やっぱり「愛づる」ということです。付き合ってみて、**糖尿病が「愛しい」と思えるかどうか**です。

それができる人はよい血糖値を保っている。できない人は、元に戻っちゃう。ですから、先生とはプロセスが違うけれど、私が糖尿病患者さんをベースにして考えてたどり着いたところも「愛づる」なんです。

中村　なるほど。私は糖尿病を患っていませんから見当違いなことを申し上げるかもしれませんが、こんなふうに考えています。

病気というのは嫌なものですし、辛抱したり、耐えたりしていかなければならないことですが、この「愛づる」という言葉に私が込めている思いは、単に「愛する」ということではないのです。「知る」ことによって、「なるほどそうなのか」と納得し、愛しくなることなのです。糖尿病は、先生がおっしゃったように、現代の生活が「昔から人間がこういうふうにして暮らしてきた」という基本からかけ離れてしまったため生じているところがあるわけですね。われわれがいまの自然から離れた社会で生活をしているからだ、と客観的に「知る」ことができます。**自分にとって「イヤだ」、「辛い」ということを離れ**

て、**糖尿病を客観的に考えてみると、「なるほどそうなのか」という気持ちがもてると思うのです。**

愛することは難しいだろうけれども、「なるほどそうなのか。しょうがないやつだけど、一緒にやっていくか」みたいな気持ちにはなれるのではないかと思うのです。そういう気持ちまで含めて、それを、私は「愛づる」と呼んでいるのです。

石井　糖尿病を詳しく知ることによって、客観的な見方ができるようになって、「先生、ずいぶん楽になりました」という人もいます。自分だけが、「食べすぎてる、運動不足だ、自動車に乗るな」と言われていたけれども、そうじゃないんだという考え方ができるようになるんですね。

中村　社会では、教育でも、科学でも、「知識」を大事にしますね。知識のある人は偉い、みたいに。でも、ただ知っていても仕方がないことで、**「知る」ということが「愛づる」につながったときに、初めて知ったことの意味が出てくるのだと思うのです。**病気についても同じようなことがあり得るんじゃないかという気がします。

石井　その「知る」が「愛づる」に変わる瞬間というのが、糖尿病の人にもあるんです。「糖尿病とはこういう病気ですよ」、「こういうふうになりますよ」というのは「知る」です。だけど、それをある語り手から伝えてもらうときに、「ああ、そうか」と思うときがあるんです。

たとえば先生が「ゲノムは時間を紡いできたんですよ」という話をされたとき、みんなに通用するとは限りませんが、ある人は、「ああ、そうなんだ」と思う。その瞬間に、「知る」が「愛づる」に変わる。

中村　そうなんです。それを私は、「ストンと落ちる」と言っています。同じ「知る」でも、脳に蓄えられたという知り方と、心にストンと落ちたという知り方とがありますよね。**心にストンと落ちる知り方をしたときに、「愛づる」が生まれる。**

石井　まったくそのとおりだと思います。

はっきりしないことを我慢するつらさ

石井　「愛づる」と「耐える」。これは近いんですけれども、「耐える」というのは複雑性を認めること。もっといえば、さっきの「いいかげんさ」とか多様性を飲み込むという意味をもっていると思うのです。

中村　おっしゃるとおりです。子どもを見ていてよく思うのですが、人間って「黒か白か」、「正しいか正しくないか」というわかり方が、いちばん納得しやすいようにできているんだと思います。ところが、病気などの現実は黒か白かにならない。

石井　そうなんですよ。

中村　それを我慢すること。それが「耐える」だと私は思っています。

石井　糖尿病はまさにそうです。だって、出口がわからないんですから。いくら糖尿病の仕組みがわかっても、なぜ自分が糖尿病になったのか、これから自分がどうなるのか、治療をして必ずそれに見合った結果が出るかどうか、それはわからない。**いったいこれから先、努力が報われるのかという、そういうすべての不確実性を時間とともにジーッと辛抱していく。**

中村　**実は、人間の脳がいちばん苦手なことがそれだと思うのです。いちばん苦手だから、辛いことなんです。だけど、それができないと、日常はもっと辛くなる。**いまは科学の時代ですから、学校でも物事は黒か白か、○か×かだと教えているけれども、社会に出てみたら全部がそうではないんですよね。

そのことに上手に対応できるかどうかが、生きられるかどうかだと思うんです。勝ち組、負け組などというおかしなことを言い始めてから、息苦しい世の中になって、自分の命を断つ方が増えています。辛い問題がいろいろあるからでしょうから、ひと言では言えませんけれど、そこで耐えていく力、それが「生きる力」だと思うのです。

患者さんの過ごした時間軸

石井 糖尿病においては、時間軸をいちばん大事にしているんです。それはなぜかというと、普通の生活習慣病の2型糖尿病というのは、1年、2年単位では、一所懸命やっていようがやっていまいが、たいして差が出ないんです。本当に差が出てくるのは10年単位なのです。

中村 それは大変ですね。

石井 イギリスで*[19]UKPDSという研究があります。5000人の2型糖尿病患者を対象に1978年から行っている前向きの介入試験で、対象を、最初から薬を使う群と、食事療法でいけるところまでいく群に分けて追跡するという研究です。1998年に20年間の調査の結果が出たのですが、実は、両群で思ったほどの差は出なかったんです。網膜症や腎症の発症リスクで25%の差が出たのですが、心筋梗塞や脳梗塞とかの大血管症には有意差が出なかった。死亡率も差が出なかったんです。ところがイギリスのすごいところは、それをもう10年続けたんです。2008年に30年分の結果が出たところ、心筋梗塞にも死亡率にも薬を使った群のほうがリスクが低いという有意差が出ました。それはとても勇気づけられる結果だと思います。でも、たかだか危険率減少度は相対で6～15%ぐらいです。そうすると、**糖尿病は医学からみた基準だけで、患者さんに「あなたはこうしなさい」と画一的に言いきれる病気ではない**ようにも感じるのです。

中村　生命誌という立場からもそんな気がします。

石井　その人自身がいったいどう判断し、選択するか……。

中村　その人が「どう生きるか」ということですね。それが「生活の質」を上げるような気がします。

石井　昔、病気というのは急性疾患だった。1週間で生きるか死ぬかが決まるような病気だった。それが、いまは慢性疾患の時代になったと言われていたんですね。だけど、**私たちは慢性疾患がもつ本当の意味がわかっていなかった**と思うんです。30年という時間軸で5000人の人たちがどうなるのか、個々の例についてはわかりませんが、全体の5000人について初めて、この病気の全体像というものが少しわかった。つまり、科学としての「糖尿病というのはどういう病態で、どういうふうになって、どこがどう障害されます」という断面描写ではなくて、糖尿病をもつ人たちが過ごした時間軸で見たときに、この病気の本質がわかるのではないかということを、私は感じました。

小林秀雄さんが、自分たちが生きていることにとって最も基本的な要素は「時間」だとおっしゃっています。もし、時間というものが、われわれが生きていることの最も基本要素ということを認めるとすれば、**時間という要素に敬意を払う必要がある。その能力が「忍耐」だというんです。だから、先生の「耐える」というのも、「愛づる」というのも、そこで「生きる」に結びつくんです。**

中村　何か、とても深く読んでいただいて……。

石井　ゲノム研究から生まれたこの動詞がなんでこんなに糖尿病にぴったり当てはまるのか。

中村　私は糖尿病についてはわかりませんが、たぶんそれは「生きる」ということを見ているから、同じことなのだと思います。重なるのは、ある意味当たり前なのではないでしょうか。

糖尿病を「語る」

石井　最後ですが、糖尿病を生きている、生きなければならない、あるいは生きることになった人たちが「変わる」、「重ねる」、「考える」、「耐える」、「愛づる」と続けてきたあとで、何が起こるかといいますと、自分の糖尿病をパートナーとして「語る」ことができるようになる。**そこまでこないと自分の持ち物としての糖尿病は語れない**のです。最初はイヤでイヤで、怖くて語れない。語れるようになるには、「考える」、「変わる」、「重ねる」、「耐える」、そして「愛づる」が要るんです。そうなるとやっと自分の糖尿病を他者に話せるようになる。先生のご本の構成はよくできているなぁと思います。

中村　なるほど。そこで「語る」ようになれるというお話はとても説得力があります。「語る」って、そういうことなんですね。

石井　僕たちの仕事は、語ってもらえるようになるまで支援することです。

中村　それはたぶん糖尿病だけではないのではないでしょうか。

石井　そうかもしれません。

中村　日常でもそうだと思います。相手が語れるようにしなければいけない。たとえば子育てを考えても親ばかりが口やかましく言っていては、子どもは育たないのではないでしょうか。自分で語るようにならないと。

石井　病気があろうが、なかろうが、先生のおっしゃっている「生命誌」につながるんですね。

中村　そう思っています。それに、何も病気をもっていない人なんていないのではありませんか。

石井　そうなんですね。先生の研究館で発行されている季刊誌『生命誌』のタイトルには、ほかにも「見る」とか、「関わる」とか、「生《な》る」とか、「続く」という動詞が使われていますね。

中村　**動詞は、力をもっているんです。**名詞にしてしまうと、思考停止になるんです。今日も先生が最初に、「生きる」と言ってくださったから、話が始まったんです。「生命」と言われたら、「尊重」とか言って終わり（笑）。

季刊誌の次のテーマは「巡る」です。

石井　その動詞も、まったくもって糖尿病に当てはまってしまいます。先生のつくり出されている大和言葉、これはすごい力ですよ。本日は本当にありがとうございました。

（2009年7月8日、大阪にて収録）

●対談を終えて――――石井　均

ＪＴ生命誌研究館は大阪府高槻市にある。1階は展示ホールで，4階には食草園がありジャコウアゲハが訪れていた。いろいろな幼虫も生育しており，「蟲愛づる姫君」そのものでうれしくなった。そもそも生命誌とは，

人間も含めてのさまざまな生きものたちの「生きている」様子を見つめ，そこから「どう生きるか」を探す新しい知です。（中略）ＤＮＡ（ゲノム）は壮大な生命の歴史アーカイブです。そこにある歴史物語を読み解くことから，生命・人間・自然を知り，それらを大切にする社会づくりにつなげて行きます。生命誌では常に生きることに関わる動詞，できるだけやまと言葉で考えています。愛づる，関わる，生る……なぜか生命とはなにかと問うたのでは出てこない大事なことが浮かび上がってくるのです。生きているを見つめ，生きるを考え，新しい知を生み出し，生命を大切にする社会を創っていきたい……（ＪＴ生命誌研究館ウェブサイトより）

糖尿病をいかに生きるかは究極的なテーマである。ただ，それはひとつのあり方を極めようとするものではなく，多様性が許されるもの，あるいは多くのあり方が集められて形成されていくものだ。中村先生の研究法からその知恵を学びたいと対談をお願いした。

「科学＝science」の研究は，「物」を対象にして，それがいったいどういう構造をもち，どのように働い

ているかを調べます。でも、子どもを育てるようになって、そうした分析的な見かたではこれはわからない、「生きる」とはどういうことかを全体的に捉えたいと思い始め、「生命科学」ではない知を求めたのです。

それまでの科学は、「時間」を考慮せずに進められていました。でもここで、「生きているということは、時間を紡ぐことではないか」と思ったのです。（中村）

生き物が変わりながら続いていくことの法則をゲノム研究から見つけようとしてわかったことは、

「いいかげんでいいんだ」ということが、だんだんわかってくるのですけれど、科学がいちばん苦手なのは「いいかげん」ですよね。

いいかげんだから、こんなに面白くできているんですよね。多様になったのです。「こうでなければいけない」とは言わないで、「あれもありね、これもありね」、「あなたもいいよ、きみもいいよ」、「みんなよろしい」と認めているわけですよね。（中村）

この言葉だけを取り上げて敷衍することには問題があるかもしれないが、これは一人ひとりの人間として生きることへの力強いメッセージになる。「あれもありね、これもありね」、「あなたもいいよ。きみもいいよ」、「みんなよろしい」、なんと優しく、おおらかで、愛情に満ちたメッセージではないか。それを、私たちの命をつなぐゲノムが示しているというのだ。

生きることに関わる動詞を使うと、生命とは、などという名詞で問いかけたときに出てこない大事なことが浮かび上がってくる――中村先生はそうすることで思索を続けられている。そこで選ばれた動詞群が糖尿病を生きることと〝重なる〟。

「変わる」、「重ねる」、「考える」、「耐える」、「愛づる」、「語る」。これは、まさに糖尿病をもった人たちが一つひとつ積み上げやっていく過程なんです。（石井）

この中の〝愛づる〟という言葉から、先生は糖尿病と生きていくための考え方を次のように語られた。

自分にとって「イヤだ」、「辛い」ということを離れて、糖尿病を客観的に考えてみると、「なるほどそうなのか」という気持ちがもてると思うのです。

愛することは難しいだろうけれども、「なるほどそうなのか。しょうがないやつだけど、一緒にやっていくか」みたいな気持ちにはなれるのではないかと思うのです。（中村）

糖尿病を〝知る〟ことが〝愛づる〟に〝変わる〟とき、初めてその知識がその人を動かす力になるということだ。そして、「重ねる」、「考える」、「耐える」と続く。

いったいこれから先、努力が報われるのかという、そういうすべての不確実性を時間とともにジーッと辛抱していく（耐える）。（石井）

時間という要素を介して、〝耐える〟、〝愛づる〟は〝生きる〟に結びつく。そうして人は自分の糖尿病を〝語る〟ようになる。

第七話

「退院してしまったら、本当にできるかどうかとても自信がない」

門脇 孝×石井 均

門脇 孝 Takashi Kadowaki

1952年生まれ。1978年東京大学医学部医学科卒業。1986年東京大学医学部第三内科助手、1986～1990年米国国立衛生研究所（NIH）糖尿病部門客員研究員を経て、2003年東京大学大学院医学系研究科代謝栄養病態学（糖尿病・代謝内科）教授に就任。2005年より東京大学医学部附属病院副院長を兼務。2011年より同院長。

これまで多くの著書・論文を発表。紫綬褒章、上原賞、武田医学賞、日本医師会医学賞、ベルツ賞、日本学士院賞など受賞。日本糖尿病学会理事長、日本肥満学会常務理事など役職多数。

2010年5月、岡山市で第53回日本糖尿病学会年次学術集会が開催されました。この年は、1999年以来11年ぶりとなる糖尿病診断基準の改訂、ヘモグロビンA1cの国際標準化など、今後の糖尿病診療にも変化を及ぼすトピックスにあふれていました。その学術集会の最終日に、日本糖尿病学会理事長の門脇孝先生をお迎えし、さまざまなお話を伺いました。

診断から治療まですべてを引き受けられる

石井　読者が気になることは、門脇先生が医師になって、どうしてご専門に糖尿病という領域を選ばれたのかだと思います。そのあたりからお話をお伺いしたいと思います。

門脇　私は昭和53（1978）年に東京大学を卒業して、東大の医学部第3内科で研修をしました。ここで、糖尿病の患者さんを診療している中で、糖尿病の治療には、食事や運動などに関して患者さんのモチベーションを上げるようなコミュニケーションが必要であるという点に魅力を感じました。

それからもうひとつ。当時、いろいろな内科領域でも、治療の面では外科がかなりのウェイトを占めていて、内科は診断だけで治療は外科だと思われていた時代であったと思います。その点、糖尿病は内科ですが、診断から治療まで全部を引き受けられるという魅力がありました。

その後の2、3年目の研修のときに、東京都養育院附属病院（現 東京都健康長寿医療センター）で、心筋梗塞や脳卒中、腎疾患などの患者さんをたくさん診たのですが、そのような疾患の診療にも実は非常に惹かれていました。

ただ、最終的には、それらの疾患が起こってからの治療ではなく、それらの疾患が起こらないようにおおもとの原因となっている糖尿病に取り組むことが、予防という観点から考えたときにも良いのではないかと考えました。やはり、全人的な診療、あるいは全身を診る診療ができるところに魅力を感じ、最終的には赤沼安夫先生（朝日生命成人病研究所名誉所長）のお誘いも受けたこともあり、糖尿病を専門にすることに決めました。

石井　糖尿病というのは、食事療法を含めて患者さんのモチベーションを上げる、そのためのコミュニケーションが必要で、先生はそれを面白いと思ったとおっしゃいました。私が感じているところでは、多くの医師は、糖尿病という病気は面白いけれども、**「時間をかけてきちんと説明しないと患者さんはなかなか動いてくれない」**という点に戸惑いを感じ、敬遠することが多いのではないかと思うんです。ところが、先生はそこに「魅力」を感じられた。何かそのように思われたエピソードはありますか。

門脇　もともと高校・大学時代には人といろいろなことを語り合うことが好きだったのですね。それで研修医の頃というのは、指導医から指示された基本的な治療法を患者さんに説明して同意を得たりするわけですが、その過程では、それこそ1～2時間、患者さんと話すようなことがあります。すると、だんだんと距離が近づき、患者さんが私に本音を言ってくれるようになってくれました。たとえば、教授回診などでは「よくわかりました。食事療法も、運動療法もしっかりマスターしました」と言う患者さんでも、実は「退院してしまったら、本当にできるかどうかとても自信がない」、「インスリン注射を打たずに済む方法はないか」などと思っておられて、そういうことを研修医の私に尋ねてこられるわけです。

研修医という〝駆け出し〟でありながら、ある意味では、患者さんの本音をつかんで、もしかしたら指導医や教授の先生よりも、その患者さんについてはよくわかっている部分もあるのではないかな、という経験がありました。

地域医療に憧れて

石井 先生はその頃、あるいは医学生になった頃も含めて、「自分はこういう医師になりたい」というようなお考えはありましたか。

門脇 非常にありましたね。私は、地域医療をやるような医師に憧れていました。

石井 あ、そうなのですか！

門脇 それで、学生時代には夏休みなどを利用して、地域医療ができる病院へ、2週間ぐらい見学に行っていました。いまでもよく思い出すのは、佐久総合病院や同じく長野の北信総合病院です。そのようなところへ行き、地域の予防活動などを通して医師が地域の人々に感謝されている姿を見て、非常に憧れていました。どの職種でも実際には同じだろうと思いますが、直接人のために活動し感謝もされることにはやりがいがあるのかなと……。それが医師を志望した動機でもあります。

石井 そうだったんですか。先ほどのお話もそうですが、先生は研修をされているときも、学生時代も、一つひとつのコミュニケーションを基盤に据えて医学や医療をやっていきたいというお考えをもっておられた。

門脇 そうですね。私の頃は、4月に卒業して医師免許が出るのが6月なので、大学病院で研修をする前に約2カ月間は何をしてもいい期間があるのですが、そのときにも地域医療の病院へずっと行っており、一貫してそういうことに興味をもっていましたね。

私の回診は長くて…

石井　先ほど、研修医の頃、自分は研修医であるけれども、この患者さんに最も近い医療者であるかもしれないと思われたというエピソードをお伺いしました。現在では、先生が回診をする役割ですが、昔の自分と教授との関係を思い出されて、何か若い医師に気を遣っておられることはありますか。

門脇　ええ。実際の回診のときには、これまでの経験を思い出して、患者さんと同じ目線で、できるだけ患者さんの本音を引き出せるように、ベッドサイドで丁寧に会話するようにしています。ですから、私の回診は長くて不評なのですが（笑）。たとえば、ある患者さんが何らかの理由でインスリン注射を拒まれているのであれば、その状況を、研修医とのコミュニケーションやカルテであらかじめ予備知識として把握してから回診を行い、患者さんが納得できるようわかりやすくお話しするように心がけています。この回診の際の話を、患者さんの同意をいただくときの「最後の切り札」にすることもあります。また、この患者さんはどういうふうに考えているのかよくわからないという状況のもとでも、私なりに学んできた技法を使って、何を考えておられるのかをベッドサイドでの会話から聞くこともあります。

基本の考えとなるものは、患者さんは〝病める者〟であり、〝弱い者〟であるからこそ、こちらもできるだけ同じ目線で見て、耳を傾ける、共感をするということです。これは非常に大事ですよね。

患者さんは病気と向かい合いたい気持ちをもっている

門脇　傾聴して、共感するということは、いろいろなことの前提になります。患者さんの食事療法や運動療法、あるいはインスリン注射の施行などが不十分な場合はたくさんありますが、「何とか自分で向き合いたい」という気持ちを患者さんはもっていて、それを**うまく引き出せていないのは医療者側のほうに責任がある**と思うのです。患者さんは、糖尿病と向き合う途上にあるのだという気持ちをもって診療をすることが大事で、患者さんを「アドヒアランスが悪い」と言って批判したり、「糖尿病の患者さんが、こういう性格をもっているせいだ」と言って自分の責任を棚上げしたりしないように努力しています。

また、私が非常に大事だと思うのは、合併症が進んできた患者さんへの対応です。これまで糖尿病だとわかっていながら受診していなかったり、通院中断してしまったりしたことが背景となって、目が見えにくくなったり腎臓が悪くなったりされる患者さんが初めて当院に来院される場合がしばしばあります。そういった深刻な状況にならないと自覚症状はないわけですから。そのときの患者さんへの対応には非常に注意をしています。

ともすれば研修医、あるいは指導医は、「なぜ、こんなになるまで糖尿病を放っておいたのですか」、「もっと早く来てくれたら、こんな合併症は起こらなかったのに」という言葉を言いますが、そのような言葉は「禁句だ」と私は言っています。「よく来てくれましたね。いまの段階から、一所懸命治療すれば、進行をストップすることができるし、大きく改善させることもできるんですよ」、「本当にいま来てくれてよかったですね」という言い方が大切です。

こうすると、基本的に**やることは同じであっても、患者さんの気持ちはまったく逆方向を向きます。**前者のような言い方をすると、いままで自分が通院してこなかったことを非常に後悔される。それでもきちんとやるようになる患者さんであればいいのですが、多くの患者さんは、医療者側を少し遠いものと感じたり、「自分はもう駄目なんだ」とうつ状態に陥ったりしてしまう。それに対して、後者のような言い方をすることで、「これは全部、いままでの自分の責任だから透析は免れない、もう長生きはできないと思っていたのが、いまから頑張れば透析を避けることもできるのですね」と目を輝かせておっしゃる患者さんもいます。

教授回診のときにもやっていますが、こういった**1分間のコメントでも、患者さんがガラリと変わる印象を受けます。**若い頃の経験を生かしているといえばこのようなことでしょうか。

石井　先生、すごいです！　先生のお話を聞かせていただいて本当によかったと思います。

10年、20年、30年

石井　話が少し戻りますが、先生は2年間の研修を終えられて大学院へ進まれたのですか。

門脇　大学で1年、都養育院附属病院で1年、計2年間研修したあと、通常はそこで研究を始めるのですが、先ほどのような全身の多様な疾患の研修をしているうちに、どんどん臨床が面白くなってしまったので少し〝回り道〟をしました。糖尿病を専門にするとは決めていたのですが、もっと糖尿病とそれに関連する臨床を学んだうえで研究したいと思い、都養育院附属病院でもう1年、糖尿病の合併症に関連する病気を中心に研修しました。

いま、大血管症ということが非常に問題になっていますが、都養育院附属病院では、患者さんを詳しく丁寧に診療し、不幸にして亡くなった方についてはほとんど全例剖検をしていましたので、どのような病理になっているのか、長く糖尿病を患った患者さんがどのように脳卒中や心筋梗塞になり、どのように亡くなるのかという例をたくさん診ることができ、それを通して、当時、あらためて糖尿病の治療の重要性を知ることができました。

都養育院附属病院で2年近くそういうことをやっていると、そろそろ大学に戻って来いという話がありました。しかし、大学に帰る前に、今度は糖尿病そのものの診療を徹底的に勉強してみたいという気持ちもあったので、故 小坂樹徳先生（当時東京大学第三内科教授）に直訴したのです。小坂先生も驚いたようですが、「そんなに糖尿病の臨床をやりたいのであれば、朝日生命成人病研究所に行ってみなさい」と言われました。

私は、そのときの経験が現在の糖尿病診療の原点になっていると思います。決して大きな病院ではなかったので、私の記憶では糖尿病の患者さんが9名くらい入院していて、指導医の先生が1名、私が8人を受け持っておりました。そこにいた1年9カ月間で、約２００人の患者さんを受け持ち、当時の診療録はいまでも全部コピーして持っています。

当時は、ターゲス（Tages：血糖値日内変動検査）というのがありました。朝食前・後、昼食前・後、夕食前・後、午前0時、3時と計測があり、朝日生命成人病研究所では午前3時も、看護師ではなく医師が測ることになっていましたので、2日に1度は泊まり込んでターゲスをやっていました。そのように、糖尿病の患者さんと24時間一緒に生活することで、糖尿病患者さんの１日の血糖の動きもよくわかりましたし、糖尿病患者さんが運動をした、間食をした、などいろいろなことによる血糖の動きもよくわかり、生活習慣をきちんとしないと薬物治療はうまくいかないということを、身をもって勉強できました。

また、いまでは皆やっていることだと思いますが、患者さんが退院されるときにはサマリーを作っており、そのサマリーについて必ず1～2時間かけて患者さんに説明していました。そのことを患者さんが非常に喜ばれていると、外来の先生方を通して聞きました。その中でも特に印象的だったことがあります。数年前ですが、ある患者さんが朝日生命成人病研究所から東大病院へ来られました。私が朝日生命成人病研究所にいたのは卒業後4、5年目ぐらいで、その患者さんにお会いしてから20年以上経過していたと思うのですが、彼は、私が書いた「今後こういうことに気を付けて糖尿病の療養生活を送ってください」という2ページぐらいのサマリーをずっと肌身離さず持っていてくださり、「20年以上、毎日それを自分のバイブルのようにして糖尿病の療養をしてきた」とおっしゃってくださいました。

たとえば教育をするときには、それがひとつのいいきっかけですから、**節目節目で患者さんに対して丁寧に病状を説明して、患者さんの療養を助ける方策を講じることが、実際に患者さんにとって励みになる**ものなのだということがよくわかりましたね。

石井　先生、いい話ですねぇ。

門脇　非常にうれしいことです。

石井　先生がご覧になったときには、おいくつだったのですか？

門脇　私が29歳、患者さんは45歳ぐらいで、いまは70歳を過ぎておられます。

石井　そのお話はとっても素敵だと思います。糖尿病というのは、そういう経過を見ることができるのですよね。

門脇　そうなんですよ。

石井　このあいだ循環器科の先生と話していて、その先生もコホート研究をやっておられるので「先生、10年後にまた……」とお話しすると、その先生は、「われわれには10年後はありません。糖尿病の話を聞いてうらやましいと思ったのは、『20年後、30年後がある』ことだ」とおっしゃっていました。

これは逆にいうと、**糖尿病は20年、30年やって初めて、当時の診療に価値があったのか、人の役に立ったのかを振り返ることができる**ということですが、私もこれはいいなぁと思っています。

患者さんの力を信じて

門脇　糖尿病の患者さんの中には、いわゆるアドヒアランスがあまりよくなくて、コントロールもよくないという方もいらっしゃいます。われわれも若い時代には、「自分がこんなに一所懸命やっているのに、なぜ患者さんはこうなんだ」と思うこともありました。しかし、そんなときに、患者さんに対して厳しく叱ったりすれば、患者さんは離れていき、結局は治療中断になると思うんですね。そういう方の予後というのは、考えただけでも恐ろしいぐらいで、合併症が進展してしまうことも多いと思います。

自分の診ている患者さんをして、「ヘモグロビンA1cがこんなに低く抑えられています」と言って自慢する医師もいますが（笑）、もしかしたら、それはヘモグロビンA1cをコントロールできない患者さんを脱落させてしまっているということも考えられます。

もしそうであれば、それはすごくまずいと思うのです。なぜなら、コントロールの悪い人、あるいはいろいろな生活習慣を守れない人でも、「定期通院している」という事実こそがとても重要だからです。コントロールが悪い状態で診察に行けば、患者さんは、「先生から怒られるのではないか」、「先生や看護師さんに申し訳ない」という気持ちをもちます。つまり、その人にとって病院に来ることはあまり愉快な行為ではないのです。しかし、それでも通ってくるのは、**患者さん自身が「よくなりたい」と求めているからで、医師はその原点をしっかり把握しておかなければいけません。**

そういう患者さんには、ひとつでもできたところを励まして、できないところは一緒になって考えてあげるという態度をとらないといけません。そうやってずっと通ってきた患者さんは、治療中断例に比べて、合併症の起こり方がすごく少ないと思うのです。仮に悪くても、いろいろなことに気を付けているはずなので、来なければもっともっと悪くなっているということです。また、定期通院をしていただくと、途中で驚くことがあります。**何らかのことをきっかけに3年後に良くなる人もいれば、10年後、15年後に良くなる人もいるんですね。やはり、長く診ているとだんだん良くなってくるんですね。**

ですから、私はいつも言うのですが、石井先生がお詳しい糖尿病の[20]変化ステージモデルというものがありますよね。このステージの、ここからここは1年ですよとか、3年ですよと時間が決まっているわけではなく、ある人にとってはもっと早いものかもしれないし、ある人にとってはものすごく長いものかもしれない。ただ、すべての患者さんには、エンパワーメント、すなわち、その患者さんが自分で糖尿病と向き合ってたたかう力をもっている、そのことをわれわれは認識しなくてはいけません。

誰でも、何かをするには個人差があります。たとえば私は不器用なので、人には簡単と思われるようなメカ操作でも時間をかけて身に付けたりしますが、それと同じように患者さんも、[21]**前熟考期から**

熟考期へと上がるのに、早い遅いの違いがあるということを認めてあげないといけない[22]。また、遅い人だからこそ、こちらの助けを必要としているという考え方をもたなくてはいけないのではないかと思います。このようなことは、糖尿病患者さんを長く診ていて初めてわかったことですね。

科学知と人間知

石井 一昨日（2010年5月27日）、先生は、糖尿病学会の理事長として理事長声明を出されました。拝聴していて、私は糖尿病学会員として非常に誇らしく思いました。学会が何をする集団であるか、どういうことを目指して活動しようとしているのかということを、非常に明確にされたと思うのです。

特に、科学者あるいは科学としての真理の希求ということを強調されました。「学術は基礎研究から臨床研究、疫学研究に至るまで科学である。学問、学術、サイエンスをやるということは、謙虚に一つひとつの観察事実や真実を確かめながら真理というものを想定し、それに少しずつ近づいていくという真理の探究への螺旋的接近だ」と語られました。

お話の途中で私は少し不安になりました。研究の目的がサイエンスである。それは非常に正しい。そうでなかったら、日本糖尿病学会として成立しないわけですから。ただ、その一方で、学会に参加しておられる方々の「医療者として目指すべきところはどこに取り入れられるのだろう」と考えたのです。

ですが、講演の最後のまとめに、「サイエンス」と「ヒューマニズム」という表現を使われ、「ヒューマニズム―人間知」ということをおっしゃった。そして、それらがつながると、科学の進歩そして人間の幸福へ結びつくのだという結論で、すごく安心しました。
今日のお話を伺っていると、先生の根底にあることだからこそ、あまり表に出されなかったのだなと気が付きました。

門脇 ええ。

石井 先ほど、20年以上前に先生が書かれたサマリーをずっとバイブルとして生きてこられた患者さんのお話を伺いました。これはすごい話です。おそらく、当時はエビデンスがなかったでしょうから、ある意味では「サイエンス」に基づいたものではなかったかもしれない。ですが、1人の若い医師の「一緒にやろうじゃないか」、「**いまははっきりしていないけれども、こうやっていけばきっといい未来がある**」という熱意が、その患者さんを支えたのではないでしょうか。そういう「ヒューマニズム」というのは、根底として非常に大事なものだろうと私は思いました。
今後の課題のひとつは、「人間知」に関する部分を、学会としてどう育てていくか、あるいはどう修練していくかということでしょうか。

門脇 そうですね。ご指摘のように、「ヒューマニズム」ももっと共有できるよう進めていきたいと思います。それは、私にとってもベースにあるもので、「ヒューマニズム」が私の原点です。

患者さんと医療従事者の「自己実現」

石井 最後に糖尿病の診療に携わる方たちへ、まとめとしてのメッセージをお願いします。

門脇　学会は、糖尿病という病気を扱っており、糖尿病をもつ人の「自己実現」[*23]ということを非常に大きなテーマにしています。

ですから、「早期診断・早期治療」「根治へ向けての研究」「エビデンスの構築と普及」「糖尿病の予防」といった糖尿病学会のアクションプランそのものも、基本的な目標が自己実現にあるのだということを常に皆さんと共有しながら、これからもともに進んでいきたいと思います。

医療従事者は患者さんの「自己実現」を支援します。一方で、われわれは患者さんの自己実現を支援、あるいは目の前の患者さんだけでなく、世の中の患者さんのために役立つということで、われわれ医療従事者の思いを「自己実現」します。

つまり、**医療従事者と患者さんというのは、治療や医療のパートナーであるだけではなく、ともに「自己実現」という同じ価値観で結ばれているのだということを申し上げたいと思います。**医師、看護師、栄養士など、医療従事者になった人たちはすべて「患者さんのために役立ちたい、人のために役立ちたい」と、これらの仕事を選んできたわけですから、いつも原点を思い起こして活動していただきたいと思います。

石井　先生の強いメッセージが皆さんに伝わったと思います。本日は、学会中のお忙しいなかお時間をいただき、ありがとうございました。

（２０１０年5月29日、岡山にて収録）

●対談を終えて

石井　均

２０１０年に岡山で行われた日本糖尿病学会学術集会では，糖尿病診断基準の改訂やヘモグロビンＡ１ｃ表示の国際標準化など大きな報告があった。また，日本糖尿病学会の目指す方向として，DREAMSを頭文字とするアクションプランが理事長である門脇先生から声明として発表された。この対談はその直後に行われたものである。

学会の理事長としてあるいは研究者としての門脇先生は，講演や論文を通して知ることができるが，内科医としての活動は一部の方しか知ることができない。今回は，糖尿病患者さんを診つづけてきた臨床医としての経験と考え方についてもお話をお伺いした。

（研修期間中に）糖尿病の患者さんを診療している中で，糖尿病の治療には，食事や運動などに関して患者さんのモチベーションを上げるようなコミュニケーションが必要であるという点に魅力を感じました。糖尿病は内科ですが，診断から治療まで全部を引き受けられるという魅力がありました。（門脇）

冒頭に語られたこの言葉が先生の糖尿病臨床医としての今日に至る根幹的関心を示すものだと感じた。患者さんは，教授に言えないことも，研修医であった先生には尋ねることができた。

〝駆け出し〟でありながら，ある意味では，患者さんの本音をつかんで，もしかしたら指導医や教授の先生よりも，その患者さんについてはよくわかっている部分もあるのではないかな，という経験がありまし

た。（門脇）

医学的なこと（身体の科学的側面）は指導医や教授の先生のほうが詳しい。しかし、患者さんの生活や考え方、気持ち、選好などは近くにいる自分のほうがわかっていたし、患者さんが主体となる糖尿病の治療にはそれが大切だった。また、患者さんは先生にそれを語る気になったし、先生にはそれを聴く姿勢があったということだ。

私が書いた「今後こういうことに気を付けて糖尿病の療養生活を送ってください」という2ページぐらいのサマリーをずっと肌身離さず持っていてくださり、「20年以上、毎日それを自分のバイブルのようにして糖尿病の療養をしてきた」とおっしゃってくださいました。（門脇）

まだエビデンス（という考え方）がなかった時代に書かれたものをその後の指針にされたということである。よほど患者さんの生活と考え方を知らなければ20年も通用するものは書けなかっただろう。その姿勢をいまも持ち続けておられる。

患者さんは、糖尿病と向き合う途上にあるのだという気持ちをもって診療をすることが大事で、患者さんを「アドヒアランスが悪い」と言って批判したり、「糖尿病の患者さんが、こういう性格をもっているせいだ」と言って自分の責任を棚上げしたりしないように努力しています。

基本的に（医療行為として）やることは同じであっても、（医師がどのような言葉をかけるかによって）

患者さんの気持ちはまったく逆方向を向きます。

1分間のコメントでも，患者さんがガラリと変わる印象を受けます。若い頃の経験を生かしているといえばこのようなことでしょうか。（門脇）

そして，先生は患者さんとともに歩むうえでの希望を語っておられる。

前熟考期から熟考期へと上がるのに，早い遅いの違いがあるということを認めてあげないといけない。何らかのことをきっかけに3年後に良くなる人もいれば，10年後，15年後に良くなる人もいるんですね。やはり，長く診ているとだんだん良くなってくるんですね。（門脇）

門脇先生が，2002年11月26日「医療における人間関係」と題する河合隼雄先生の講演会で質問をされた資料が残っている。外来診察時に自分の体調が悪いと患者さんからこころが離れてしまうが，どうだろうという質問だった。

これに対し河合先生は，体調が悪いと自覚すると違う——余裕が出る，難しいが本当に腹が立ったら怒ったほうがいいと回答されている。回答を見ていると，短い質問の中で，河合先生は門脇先生の基本的な診療姿勢を見通し信頼されたから，このように語られたのではないかと思う。

「ヒューマニズム」が私の原点です。

医療従事者と患者さんというのは，治療や医療のパートナーであるだけではなく，ともに「自己実現」という同じ価値観で結ばれているのだということを申し上げたいと思います。（門脇）

「科学の知」と「臨床の知」

科学の知と技術文明は、20世紀後半のこのわずか40年くらいをとっても、それ以前には考えられなかった多くの発明・発見の類を生み出している。これほどまでに科学の知とそれにもとづく技術文明が輝かしい成果を収め、人々の篤い信頼をかちえたのはなぜであろうか。それは、科学の知が、(1)普遍主義、(2)論理主義、(3)客観主義という3つの特性あるいは原理をもっているからにほかならない。これら3つは密接に結びついて働くので、論拠としていっそう強力になる。

中村雄二郎「臨床の知とは何か」(岩波書店、1992)

糖尿病という疾患に関連して、その基礎研究および臨床研究の深さと広がりには目を見張るものがある。病態に関しても遺伝子レベルでの解析が進んでいるし、治療法においても遺伝子組換え法によるインスリンアナログが日常臨床でその効果を発揮している。それらを可能にしたのは、「科学の知」であり、どの医師が使っても、患者がだれであっても、ほぼ同様の効果が望める。

しかしながら、糖尿病にはもうひとつの側面がある。それは、患者さん一人ひとりが病気をもっていることをどう考えるか、どういう生活習慣をもち、どういう生活をしたいと思っているかによって、治療成績が変わってくるということである。「科学の知」は〝急性疾患〟にはきわめて有効であったが、糖尿病のような「病む人個人」が主役である〝慢性疾患〟は扱いきれないのではないかと思われる。その場においては、医師個人(医療者)の経験と病む人との関係が重要な役割を果たすからである。

近代科学が無視し、軽視し、果ては見えなくなってしまった〈現実〉とはなんであろうか。その1つは〈生命現象〉そのものであり、もう一つは対象との〈関係の相互性〉あるいは〈相手との交流〉である。これらを捉えなおす重要な原理として、〈固有世界〉〈事物の多義性〉〈身体性をそなえた行為〉の3つがある。これらを「臨床の知」と名づけた。この場合、〈経験〉が大きな役割を演じる。

中村雄二郎「臨床の知とは何か」（岩波書店、1992）

患者が、「なぜ糖尿病にならなければならなかったのか」、あるいは「糖尿病なんて大嫌い」と語るとき、私たちは科学の方法論でそれに答えることができるだろうか。そのとき私たちは、私たちが習ってきたメソドロジーとまったく異なる、知恵や方法論で対処しなければならないことに気付く。そのとき必要とされるものは、その患者にとっての病気を、その患者が引き受けていくプロセスをともに歩むことである。

心理療法という言葉は、医学モデルによる治療とは異なるものである。医学の場合は、病気の原因を明確にし、薬や手術で除去しようとする方法がとられる。これに対して心理療法の場合は、根本的にはクライアントの潜在的可能性に頼る、というところがあり、「病気を治す」というイメージよりも、その人の本来的な生きる道筋に沿っていく、というイメージの方が強いのである。

河合隼雄「心理療法入門」（岩波書店、２００２）

患者はどのような生活環境にいるか、どんな社会的サポートが得られるか、糖尿病とともに生きることをどのように引き受けていくか、それらがからみあって糖尿病治療環境をつくる。医療者は医学の進歩と時間を信じて、その人の道筋に沿っていくことになる。

私が医師になった40年ほど前の医学はまだまだ経験の学問でした。したがって私たちは患者さんに直接接触することにより、できるだけ多くの情報を得ようと努力しました。その後近代科学としての臨床医学が確立されてきました。診断も治療もはるかに確実さを増しました。しかし、近代科学の手法を使って分子レベルまで解析しても解決できない何ものかが、医学の中にはあるはずです。

人間の心の研究はまだ必ずしも進んでいません。しかし、医師もコメディカルも心と体を持った患者さんに接することになります。さまざまな性格と生活環境を持ち、しかも病気の不安を抱えている患者さんにうまく接することは、大変難しい問題であります。

井村裕夫「時計台の朝」（京都大学学術出版会、１９９８）（一部筆者改変）

糖尿病をもつ人の治療に関わる医療者は、病をもつ人という〈現実〉あるいは〈複雑系〉を全体として捉えていく必要がある。それは決してたやすいことではない。専門家自身の訓練と臨床の知恵とが必要であろう。

第八話

「インスリンなんか打ったら、本当の糖尿病になってしまう!」

鷺田清一×石井 均

鷲田清一 Kiyokazu Washida

1949年京都市生まれ。哲学者。京都大学大学院文学研究科博士課程終了。関西大学文学部教授、大阪大学教授、大阪大学大学院文学研究科長・文学部長、大阪大学理事・副学長、大阪大学総長を経て、2011年より大谷大学文学部教授、せんだいメディアテーク館長。

日本倫理学会会長、人間文化研究機構評議員、文部科学省文化審議会委員、日本芸術文化振興会評議員などを歴任。京都賞、サントリー学芸賞、大佛次郎賞、河合隼雄学芸賞、和辻哲郎文化賞、ちゅうでん児童文学賞などの選考委員も務めている。

主な著書に、『「聴く」ことの力』（阪急コミュニケーションズ）、『〈弱さ〉のちから―ホスピタブルな光景』（講談社）、『「待つ」ということ』（角川学芸出版）、『わかりやすいはわかりにくい？　臨床哲学講座』、『〈ひと〉の現象学』（以上、筑摩書房）、『哲学の使い方』（岩波書店）など多数。

「人は、ここにいるということに、あるいは自分がなすということに、意味を求める。そうしないと納得して動けない。人は意味という病にとり憑かれた生き物とでも言えばいいのだろうか」。

人が抱える迷いや悩みに対して、「一緒に考えてみよう、こういう考え方もできるんじゃないか」というのが鷲田先生の基本的態度ではないかと思います。先生はそれに「臨床哲学」という名前を付けられました。糖尿病治療も常に〝なぜ、何のために〟の連続です。だから「臨床哲学」が必要だと考えました。そこで、ぜひ先生のお話をお伺いしたいとお願いしました。

哲学は当たり前の暮らしの中にある

石井　先生にお伺いしたいことは山ほどあるのですが、まず伺いたいのは先生の「臨床哲学」というものについてです。

まず、私たちがもつ「哲学」のイメージは、「人はなぜ生きるのか」、「幸福とは何か」のような永遠の高次な問題を扱っている学問だということです。しかし、先生の「臨床哲学」はそうではなく、日々の人の暮らしの中に哲学はあるという立場でいらっしゃいますね。

鷲田　「人はなぜ生きるのか」、「幸福とは何か」といった問いは、確かに「解くことができない」という意味では人類永遠の問題ですね。

ですが、**そういう問いを発せざるを得ないのが人間**なんです。たとえば「幸福とは」や「生きることの意味とは」という問いも、「自分はこれを幸せと思っていいのだろうか？」、「なぜ自分ばかりがこんな不幸な目にあわなきゃいけないのか」、「仕事にやりがいが感じられない。この仕事に何の意味があるのだろうか？」という形で、それらをちゃんと言葉にできるかどうかは別として、人である限り誰もが抱えている問題であり、決して雲の上の問題でもなければ、哲学者だけの問題でもありません。ですから、哲学の問題は、実に身近な問題であって、そういう意味では物理学の問題よりもはるかにわかりやすいものでしょう。

石井　すぐ自分のものになりますね。

鷲田　そうなんです。哲学の問題は少しも抽象的ではないし、非日常的なものでもない。日々の当たり前の暮らしの中にあり、当たり前に問題になってくるテーマばかりなのです。

石井　先生はある著書の中で、メルロ＝ポンティ[*24]の研究がおもしろく、自分に合うような気がしたと書かれていました。どういうところに共感されたのでしょうか。

鷲田　とても「開放的」なところですね。彼は哲学者ですが、心理学、社会学、歴史学、人類学、ときには理系の生理学といった異なる領域の学問で同時に起こっていることは何か、というふうに対話を学問として大切にしていました。

彼は、われわれの日常の知覚、行動の分析を主としてやっていたのですが、それまでの哲学者との違いは、「身体」の問題をコアに据えていたことです。ですから、彼が分析のために出してくる事例も、特殊な実験の事例ではなく、われわれが見たり、聞いたり、触れたり、痛んだり、病んだりしているような本当に日常的な場面ばかりで、スーッと入っていくことができるものです。

また、彼は、絵画であったり、映画であったり、学問以外との対話も大事にしていました。要するに、誰でも、どこからでも入っていくことができ、現象学を勉強していない人には入っていけないという世界ではなかった。

私たちが学んできた哲学は、「この言葉を知らないと入っていけないぞ」、「こういう基礎訓練をしないと入っていけないぞ」というものが多く、敷居が非常に高かったのに対して、メルロ＝ポンティの哲学のほうが、誰でも入っていけるという意味で、はるかに敷居の低いものなのです。

身体は「body」ではない

石井　医学、あるいは医師は、まさに身体の問題を扱っているわけですが、そういうアプローチではない哲学的な身体の問題は、どのようなものなのでしょうか。

鷲田　中井久夫先生のような精神科の医師は、メルロ＝ポンティと会話可能な身体論をもっているような気がいたしますが、いわゆる近代医学においては、身体を「body」として扱っています。

このあたりにも言葉の弊害があるのですが、われわれ日本人が「身体」と呼んでいるもの、あるいは「身《み》」と呼んでいるものを訳したとき、英語、ドイツ語、フランス語では、それぞれ「body」、「Körper」、「corps」となります。しかし、これらの単語には、日本語でいう「身《み》」を表す意味はなく、ただの「物体」という意味の言葉です。

英語では「天体」や「車体」に対しても「body」という言葉を使っていて、たまたま「人間の身体」も指しているだけです。「body」は「物体」というはるかに広いものを指しているんですね。欧米の人たちが「人間の身体」に限定して指す場合には、「human body」、または「living body（＝命のあるbody）」という言い方をしています。**いわば「身体をbodyと見なす」前提の中で近代医学は成り立ち、人間の身体を「body」として捉えているので、医師たちは「物体として取り扱う」という視点をもって、解剖したり、測定したりしてきたわけです。**

日本語の「身」という概念は、「body」がもつ意味とは異なります。「身」という言葉がもつ意味としては、たとえば、「身分」、「身代金」のように、人と人との関わりや人のステータスを表す言葉を指す場合がある。また、「身重（みおも）」といえば、決して体重が重いという意味でなく「妊娠している」ことを指し、「身軽（みがる）」といえば「俊敏である」、「独身である」ということを指しますよね。

近代、特にデカルト以降の哲学においては、世界は精神と物体で成り立っていて、この2つはまったく異なるものであり、人間の場合であれば、精神にあたるのが心で、物体にあたるのが体とされていました。しかし、2つのものはまったくの無関係なはずなのに、悲しいときに涙が出る、緊張すると汗が出るといったような関連がなぜ起こるのかについてどう説明すればよいのかと、近現代の哲学は苦しんできました。

メルロ＝ポンティの身体論によって、その前提の考え方が成り立たないということが示されました。メルロ＝ポンティは、「身体はbodyではない」と主張し、「body」には含まれていない意味の言葉として、身体性（コルポレイテ）という言葉でそれを表しました。これは日本語の「身」という言葉が含む意味により近いものです。

石井　メルロ＝ポンティの本を読み、先生ご自身の生活の中で、その「身《み》」を意識されたことはありますか。

鷲田　たくさんありますよ。たとえば、小学校に入ったばかりの子どもが生まれて初めて黒板に字を書くという場面。「黒板に大きく『あ』って書いてごらん」と言われれば、その子どもはもちろん書くことができますよね。でも、これを「body」として考えると、不思議なことなんですよ。

それまではノートに字を書いたことはあっても、大きく肩まで使って「あ」と書く練習というのは一度もしていないはずです。それなのにどうしてこれまでとは別の筋肉や関節を使って、黒板に字を書くことができるのでしょう。指で「あ」とすらすら書けるようになるのだって時間はかかったはずです。さらに「運動場へ行って、足で大きく『あ』と書いてごらん」と言われても、それこそ一度も練習していないはずなのにそれが可能です。

これらのことから、「書く」というのは、筋肉の動きではないことがわかるんです。そうではなくて、体の中に〝運動のスタイル〟のようなものがあって、それが一度定着すると、初めてでも黒板に大きな字を書くことができますし、足で字を書くこともできる。メルロ＝ポンティは、これを「身体図式」と言いました。身体は「body」ではなく、働き方の図式、動き方の図式であるといったのです。このわかりやすさには目からウロコが落ちましたね。

さらに学ぶと、思い当たることっていうのはたくさんあって、たとえば杖を持っているときでも、もし人間の体が「body」であれば、触覚が起こるのは杖を持つ手のひらだけのはずでしょう。しかし、杖を手に持ったときというのは、私たちの感覚はその杖の先にありますよね。

こうした体験から、**身体を「body」として捉えるのはおかしいぞ**、よほど根本から考える必要があるなと思わされましたね。

人間は「非人間的」

石井　お話を伺っていて思い出したことがありました。学生のとき、解剖学実習に違和感があったんです。解剖では、「body」として、物体として、人間を使います。人間なんですけど、物体なんですよ。「科学」として医学の修得のために必要なのだと考えてやりましたが、人間と関わるときに、心と切り離された「body」として関わることが可能であるかどうかという疑問が、自分の中で未解決のままだったのだなということがわかりました。

鷲田　解剖のお話は、ある意味で極限的な状態といえ、なかなか普通の人にはあり得ないことかもしれませんが、われわれが普段やっていることの中でも考えてみると違和感のあることというのはたくさんあります。

　私の身近な世界でいえば、大学で行っている講義に違和感を覚えます。仮に喫茶店で2人が向き合っているのに一方しか喋らないとしたら、横から見ていても気持ち悪いですよね。しかし、「講義」と名前が付けば、一方が90分も喋っていても許される。「こんなコミュニケーションはおかしくないか?」と思っていても、むしろそれがありがたいものとして繰り返されているわけです。大学の講義になじめないということは何度も経験しています。

石井　なじめないというのは、それが「非人間的なものだから」ということですか。

鷲田　いえいえ、それこそ「人間的」なんです。

石井　「人間的」なんですか。「状況に適応する」という意味で人間的ということですか。

鷲田　というより、「**そんなこともしてしまうのが人間なのだ**」という意味です。

石井　ああ、「そんなことまでしてしまう」。

鷲田　そうです。少し怖い例として挙げるとすれば、小学校3、4年生の子どもたちが、近くの川で捕ってきたカメを皆でいたずらして遊んでいたのを見たことがあります。そのうち「甲羅の中がどうなっているのか見てみようか」と言いだして、ブロックの塀に叩きつけるんですよ。「人間はこんなこともできてしまうんだ」と思いましたね。しかし、そういうものも含めて「人間的」であるのです。それは、原爆だって、アウシュビッツだって同じことです。

ですから、それらのことを「非人間的である」とは言いません。そうではなく、「**あんなことまでしてしまう『人間的』っていったい何だろうか**」という問いになるんです。

石井 なるほど。すごいですね。同類と思うのが嫌だから「非」を付け、そうすることで自分は外側にいられるような気がしますからね。しかし、そうではなく、そういったすべてを含めて「人間的」であるということなんですね。

鷲田 そうです。自分も場合によってはあんなことをしてしまうかもしれない、そういう可能性をもっている、そのことを直視し、問いつめなければなりません。

石井 では、先生にとって「非人間的」という言葉はないんですか。

鷲田 いえ、使いますよ。たとえば、犬はアウシュビッツのようなことをしませんでしょう（笑）。

石井 （笑）。そう言えば、なだいなだ氏に*25『人間、この非人間的なもの』（筑摩書房、1985）という本がありました。この概念って一般的なものなのですか。

鷲田 哲学者であればそういうふうに考えて普通ですが、一般的には「human」という言葉は、何か良いこと、最初から価値のあることなど、良いイメージの言葉と捉えられがちです。しかし、本当はそうではないのです。

「私は糖尿病ですか？」

石井 先生は、どんなふうに病気というものを捉えていらっしゃるのでしょうか。医学というのは、精神科は別としても、もともとは身体を研究することで発達してきました。でも、「身《み》」ということで考えると、病気は「body」だけの領域ではありませんね。

鷲田　難しいですね。病気は病気としてありますからね。ただ、医学的な病気の考え方というのは、まず体全体や体の各部分のノーマルな機能を想定し、それらが機能不全や欠落する状態をもって、「病気」と呼んでいるわけでしょう。しかし、そういう定義でいいのかと疑問に思うところがあります。

　たとえば半身が動かない、目が見えないというのは、確かに機能不全、あるいは機能の欠落という点からいえば、「病気」や「欠損」の側に入れられるのかもしれません。しかし、人間は目が見えなくても、触れることや気配などをとおして、別の形で補完することが可能であり、そう考えれば、それは「病気」や「欠損」なのではなく、「**身体のマネージの方法が少し異なる**」というだけですよね。ですから、機能不全や機能の欠落という点からだけで、そう簡単に病気とはいえないぞと思うわけです。

石井　糖尿病というのは、端的にいえば、血液の中のブドウ糖濃度が高くなる病気です。ほとんどの方はすぐには何の症状も出ません。そのため、**糖尿病の方から多く受ける質問はというと、「私は糖尿病ですか?」というものです**。これは糖尿病という病気の特徴を考えるヒントになる質問だと思っています。

鷲田　そうですね。つまり、**自分の身体のことなのに、それを判定してくれる人を必要としている**ということですね。

石井　そうです。本人は他者に自分が糖尿病であるかの判断を委ねていて、「本来は私の身体の中にあるはずだけど、私ではなくて、あなたが、それがあるかどうかを決めてください」と言っているようなものです。しかし、これが日常的に行われているやりとりであり、糖尿病という病気の治療はそこから始まるんです。

いったいこの病気はどこにあるのでしょうか。たとえば胃がんであれば、胃カメラの画像を見ることができますよね。ですが、糖尿病は見えない。「血糖値が高い」と言われても、それを見ることができない。そのために人はこの病気を実感することが難しい。この点がおそらく糖尿病の出発点におけるいちばん大きな問題だと思っています。

では、その次には何が問題になるかというと、「糖尿病」という病気と「私」をつなぐ言葉は何なのかという点です。

たとえば「私は糖尿病になりました」という言葉があります。だけど、「なった」というのは主体が患者側でしょう。私は、どうもそうではないような気がする。つまり……。

鷲田　「されました」ですね。

石井　そうです。「**私は、医者から糖尿病にされました**」という、「されました」がどうも患者さんの中にあるのではないかと思うのです。

そこから出発するために、患者本人もそれを本当に「自分のもの」として治療していくという気持ちになかなかならないというところがあるのかなあと思っています。

鷲田　その理屈で言うと、「糖尿病であること」と「日本人であること」って似ていませんか。「私は日本人である」というのは自分では確認しようがないことで、日本語を喋っている事実、親戚や血筋や住民登録、そういったものを合わせたものを「日本人」というらしいだけであって、はっきりいって「私は日本人か」と自分で問うても日本人ってどういうことかはよくわかりません。

石井　確かにそこまでは一緒です。ただ、日本人は、日本にいれば「日本人」を〝しなく〟ていいですよね。「日本人である」ということであれば、「ある」だけで放っておいてくれると思うんです。

ですが、糖尿病は、「糖尿病である」だけでは済まないのです。糖尿病になると同時に、「糖尿病である」ということを〝していく〟必要が生じます。たとえば、食事の見直し、運動療法、あるいは薬物療法の勧めを受け、周りが「ある」というだけでは放っておいてくれません。**糖尿病というのは、「ある」と言われた瞬間から「する」ことを求められるんです。**

病気を「引き受ける」

鷲田　私は3年前に大きい手術をして、「タバコをやめなさい」と言われましたがやめていません。ほかにも、担当医からいくつかの「こうなりたくなかったらこうしなさい」というメニューを提示されたのですが、100%は受け容れていませんね。でも、自分がハッピーであるほうが、病気と闘うにもよいのではないかと思っています。

石井　私どもは「糖尿病になる」も、「糖尿病である」も、「糖尿病」と「私」を結びつける言葉としてはあまりふさわしくないのではないかと思い、いろいろと考え、私は「**糖尿病を引き受ける**」というのがよいのではないかと思っているんですよ。

鷲田　なるほど、「引き受ける」。

石井　「させられる」でもなく、「やらされる」でもなく、「しなければならない」でもなく、「この分を引き受ける」という状態なのでしょう。

糖尿病は私の〝外〟にある？

石井　先生は、ご本の中で、カッコつきの私（＝〈私〉）という表現を使っておられます。主体としての自分以外の部分を指し、切り売りすることができ、それを相手に供することで主体としての私は自由を確保できる。「どうにでもしてくれ」と渡してしまえるのが『〈私〉』。つまり、『**糖尿病である私**』**は、**『**かりそめの私**』**、**『**〈私〉**』**であって、決して**『**私**』**ではない**。『〈私〉』をどうにでもしてくれ。患者さんは、糖尿病とそういう付き合い方をしているのではないかと思うんです。実際に、ある患者さんでは、「インスリン治療が必要ですね」と言ったら、その方は怒りだして一言、「**そんなことをしたら、本当の糖尿病になってしまう！**」とおっしゃったことがありました。

鷲田　そんなことがあるんですか。

石井　ええ。インスリン治療によって、『〈私〉』ではなくて、主体としての『私』自身が糖尿病と向き合わなくてはならなくなるということですね。

　ほかの病気もそうなのかもしれませんが、この糖尿病という病気は、それぞれの患者さんにとって自分の体の〝中〟にあるのか、〝外〟にあるのか、いつも考え込むのです。私は、ある人たちは「外にある」と思っているような気がしています。

　そうすると、それを「引き受ける」かという、つまり「外部のものと関わる」ような関係性がこの病気にはあるのかなと思います。それで糖尿病を「自分のもの」として「引き受ける」ようになるのに時間がかかるのだろうと思うのです。その理由としては、やはり糖尿病には症状がないということが大きいのではないかと思います。「痛い」という症状があれば「内」にあるということは理解できると思うのです。しかし、症状がないために「内にはない」と感じ、糖尿病は「何かわからないものが私の周りを漂っている」というように受け止められてしまうのでしょう。

そこでわれわれが医師としてやるべきことは、何とかその状態から、われわれ医師が「させているもの」でも「つくっているもの」でもなく、「それも含めて自分の持ち物である」と思っていただくことではないかと思います。先ほどお伺いした杖の例でも、自分の杖であると思うからこそ、杖の先にまで神経が行き届くようになるのだと思うんですね。糖尿病を「自分が主体ではない」と思ってしまうと、「何とかしてくれよ」となって神経が通わないのではないかと思います。

「なぜ、私が糖尿病にならなければならなかったのか」

鷲田　病理学を指す「pathology」という言葉がありますでしょう? ギリシャ語の「pathos（パトス）」と「logos（ロゴス）」の合成語です。パトスにはもともと、「calamity」、「suffering」などの「苦しみ」、しかも、なぜかわからないけど、どこかからともなく降りかかってくる苦しみという意味があります。だから「禍（わざわい）」という意味もありますよね。その関連語に「pathema」というものがありギリシャ語では「病」という意味です。「（病のような）よくないことが、私において、理由はわからないけれど起こっている」状態を、古代ギリシャでは「pathema」と呼んだわけです。

糖尿病でも軽度の段階ではいいのですが、重くなると嫌というほど症状がはっきり出てきますし、治療もハードになります。それを絶えずやっていかなければならないことに対する不安も大きいですよね。

しかも、何かよからぬことが起こっていることははっきりとしているにもかかわらず、その理由はどうしてもわからず、説明されても抽象的にしか理解できない。まさに「**よくないことが、私において、理由はわからないけど起こっている**」**状態**であり、実は古代ギリシャの病気の定義と、糖尿病も同じなのだなと思いました。

石井　いまおっしゃったことに関連して、こういったタイプの糖尿病もあります。現在、食生活や運動量が変わってきた影響によって、40〜50代で発症する2型糖尿病が95％ぐらいなのですが、残りの5％ぐらいは、短期間にインスリンを出す細胞が失われ、あるとき突然に発症するタイプの糖尿病（1型糖尿病）なのです。

鷲田　そんなものがあるんですか。

石井　ええ。そういうタイプの糖尿病になった患者さんたち——20歳までに発症することが多いのですが——**にいちばん多くみられる問いかけが、「なぜ、私が糖尿病にならなければならなかったのか」なのです**。これは医学的な解答では満たされない問いです。

さらに高校生ぐらいの患者さんですと、「先生、私がどんな悪いことをしたの？」、「何でこんな災難を降りかけられなければならないの？」と言うんです。自分がいままでやってきたことと、降りかかってきたことのつながりに説明がつかないというのです。

鷲田　皆、納得したいんですよね。その納得できるためのストーリーを手に入れるまでが苦しいのです。だから、医師も納得させるストーリーを伝える必要があるかもしれません。

「なぜ自分がこうなったのか」というストーリーを手に入れることで、受け容れられ、わだかまりが消え、別の可能性に挑戦することができるようになる。**人間というのは、一歩先に進むために、そのつ**

ど理不尽なものを納得できるものに変え、自分を編み直していかないといけないのでしょうね。

待つことなく待つ、待っていないものを待つ

石井　その「納得」するということがうまくいかない患者さんもいらっしゃるんです。それがうまくいかない患者さんの多くは、糖尿病になった場面というか、時間というか、場所というか、空間というか、そこに立ち尽くす。そして立ち尽くしてどうなるかというと、見たくない、聞きたくない、知りたくない、思い起こしたくないとある種の引きこもりのようになって、「とにかくこれ以上余分な刺激を与えないでくれ」となってしまう。そういう人は「語る」ことができません。

そういうふうに遮断していながらも、生きていくためにはインスリンが必須なので注射を始めるのですが、われわれがお勧めする必要量までは打たないで、ギリギリ生きていけるぐらいに打つ。ですが、そこで止まってしまい、本人もその後の展開を拒否してしまう。

医師はそういう患者さんに対してどうしているかというと、「待っている」。しかし、この「待っている」という姿勢を見せられてしまうのは、納得できず立ち尽くす患者さんにとっては苦しいことです。待たれていると思うと、「あの先生は自分にこうなってほしいのだな」、「親はこう変わってほしいのだな」、「さっさと糖尿病であることを認めて打ったらどうかと思っているんだな」などと思ってしまう。それができないから苦しんでいるのに。

先生のご本のなかに、「待つことなく待つ」という言葉が出てきますよね。

鷲田　ええ。それがなかなか難しいんですよね。

石井　先生の「待つことなく待つ」という言葉を借りて、私がある患者さんとの関わり、変化していった関わり方を振り返ってみると、私は「**待っていないものを待つ**」という言葉がよいのではないかと思っています。

鷲田先生と河合隼雄先生との対談でも、河合先生がある例を出していらっしゃいました。

> 何度か健診を重ねるうちに、ある時点からその患者の数値がパッと変わるんですよ。それでスーッとよくなっていかれたんですよ。そこで先生が患者に「えらい変わったな」と言うと、「先生はちゃんと付き合うてくれはったから教えてあげるけど、すごいことがあったんや」と患者が言うんですね。どんなことか聞くと、その人はものすごく海釣りが好きなんですが、海釣りに行ったときに足が滑って「落ちて死ぬッ」と思ったんですよ。すごい恐怖感にかられたときに、ガッと助かるんですね。それで「これは死んだらあかん」と思ったら、パッと酒を飲む気がなくなったんです。そこから先、酒をピタッとやめたんだそうです。そこから生活が変わったんです。
>
> （河合隼雄、鷲田清一「臨床とことば」、朝日新聞出版、2010より）

石井　こういうのは、まさに「待っていないものを待つ」状態だと思うのです。こういうことが起こるときっていうのはすごいですよ。「偶然」と言ってしまったらつまらないですね……。何と言ったらいいでしょうか。世の中に、いろんな流れがあって、月も、星も、人も、気持ちも何もがグルグルと回って、ある瞬間、その人にカチッと起こる巡り合わせでしょうか。その瞬間、いままで見えなかったものが見通せるようになる。他者から見たら偶然です。この船から放り出されそうになったという出来事も、他者から見たら偶然でしかない。ですが、だからこそ、その人にとっての「必然」だったのではないかという気がするのです。

だから、いまは意味もわからない、悩むだけ、苦しいだけという状態かもしれないけれど、「待つことなく待つ」、あるいは「待っていないものを待つ」中で、医療者が将来に対する希望を抱けていたら、いつかそれは巡ってくるものだと思うのです。

「訪れを待つ」というのは、偶然に身を開いておくということである。あいだに何が起こるかわからないからそれをも含めて、長い眼で見る、そして自然に機が熟すのを待つ、要は、時が満ちるのを待つということである。

（鷲田清一「わかりやすいはわかりにくい？――臨床哲学講座」、筑摩書房、2010より）

ひりひりした問い

石井　先生のご本のフレーズの一つひとつが深いですね。たとえば「疼きを聴く」というフレーズ。

ある家庭裁判所の調停員からおもしろい話を聞いたことがある。離婚の調停で、双方がそれぞれの言い分をぶつけ合った果てに「万策尽きた」「もうあきらめた」「いくら言ってももう無駄だ」と観念したとき、そのぎりぎりの決裂のときにこそ、本当の話しあいの途が微かに開けることがあるというのだ。訴え合いのプロセス、交渉のプロセスが尽くされてはじめて開けてくる途がある、と。言葉のぶつけ合いの果てに、相手方のなかにその相手（つまり、このわたし）の心根をうかがうような想像力もしくは関心がふと芽生えたことを察知したとき、そしてこの修羅場から降りずに、果てしなく苦しいこの同じ時間を共有してくれたことそのことにふと意識が及んだときに、「納得」ということが起こるというわけだろう。その意味では、「納得」は、事態の解決というより、その事態に自分とは違う立場からかかわるひととの関係のあり方をめぐって生まれる心持ちなのだろう。
聴くというのも、話を聴くというより、話そうとして話しきれないその疼きを聴くということだ。そして聴き手の聴く姿勢を察知してはじめてひとは口を開く。そのときはもう、聴いてもらえるだけでいいのであって、理解は起こらなくていい。妙にわかられたら逆に腹が立つというものだ。

（鷲田清一「わかりやすいはわかりにくい？——臨床哲学講座」、筑摩書房、2010より）

石井　この言葉、すごいです。先生はどうやってこの言葉を思いつかれたのでしょうか。

鷲田　それはもう、臨床哲学としていろいろな方のお話を聞くことを通してですよ。「納得する」というのは、「わかってくれること」と思いがちなのですが、そうではありません。逆に、「そんなに簡単に俺のことをわかられたら困る」と腹が立つものです。実際に、「わからないけど納得した」とか、「話はわかるけど納得はできない」ということってありますよね。「納得」というのは、単に話がストーリーとして、説明としてわかるということとは、まったく異なった感覚なのだと言いたかったんです。

石井　「わかるけど納得はできない」。糖尿病はまさにそうなのかもしれませんね。「血糖値が高い。インスリンが膵臓から出ていない。だからあなたは糖尿病です」。話はわかるけど、納得はできない。その話は自分を納得させない。

それから、「**ひりひりした問い**」というフレーズも象徴的ですね。

> わたしたちはたえず資格を問われる社会に生きているのであって、（中略）、日々それにふさわしい行動の能力が求められる。（中略）何をするにも資格と能力を問われる社会というのは、「これができたら」という条件付きでひとが認められる社会である。（中略）そのなかで、ひとはいつも自分の存在が条件付きでしか肯定されないという思いをつのらせてゆく。自分が「いる」に値するものであるかどうかを、ほとんどポジティブな答えがないままに、恒常的に自分に向けるようになる。（中略）、その答えが見いだせなかったら――そう、たいていのひとはそれを見いだすことはできない――、こんどは「わたし、ここにいていいの？」というひりひりした問いにさらされることになる。
>
> （鷲田清一「わかりやすいはわかりにくい？――臨床哲学講座」、筑摩書房、2010より）

石井　まさに患者さんが言うんです。「食事療法もできなかった。インスリンも先生の言うとおりにちゃんと打てなかった。それでも私は診察室で先生の前にいていいんですか」、「先生、見捨てんといてね」という言い方で。

鷲田　その気持ちはわかりますよ。

石井　これがすごいんです。「ひりひり」どころか、もう触れると破れそうなくらいの語りです。

これらの言葉は、患者さんが何回も言っていたのではなく、1回、2回だと思うのですが、ずっと記憶に残っているんですよね。臨床の体験からは言葉にできていなかったのですが、このご本を読んで、胸の奥にこの「ひりひり」感が残っていたのだなと思いました。

時間をあげること

石井　河合隼雄先生は「文化庁長官を辞めたら、あなた方と一緒に糖尿病医療学をやるわ」とおっしゃっていたんです。でも、その翌年に亡くなられ、実現することはありませんでした。

河合先生は、「日本にはねぇ、医学はあるが、医療学はありません」ということをおっしゃっていました。「気持ちの行ったり来たりで人はよくなる」、「『人が関わることによって、人が救われる』という、そういう体系がありません。それを私は創りたい」と。要するに、糖尿病のように付き合っていく必要のある病気、それも単に病気と付き合うのではなく、人と人とが付き合うという体系として「医療学」を創ろうではありませんかということをおっしゃってくださいました。

鷲田　難しいのは、行ったり来たりしながら、「ああでもない、こうでもない」と付き合いながら行う医療というのは、完全にはマニュアル化できない点ですよね。**問題は、その場所にいる「人」なんです。**そこには相性というのもあって、ある医師ではうまくいくけど、同じことをほかの医師がやってもうまくいかないということがある。人同士のコミュニケーション、対話、接触というものにはそういうところがありますよね。一般化、普遍化できないがゆえに学問体系にはなりにくい、ひょっとしたらなり得ないところがある。それが難しいところだと思いますし、河合先生も苦しまれたところではないかと思います。

石井　そうなんです。ですが、河合先生は一人ひとりをしっかり見て、しっかり関わっていると、あるところから、科学的ではないかもしれないけれども、ある種の普遍的な、人間的な知というものが出てくる、そうおっしゃっていました。

鷲田先生の本を読ませていただいてもそう思います。先生は糖尿病とは異なるところから出発されたわけですが、ご本に書かれていたことには共通するところがあり、それらは普遍的な真実だと思うのです。

鷲田　石井先生は普段病院で診察をされていて、治療しておられる時間と、喋っておられる時間ではどちらが長いんですか？　治療をちょっとして後はずっと喋っておられるのか、喋りながら治療をしておられるのか。あるいは診察室では喋らないのか。

石井　通常、診療は〝ながら〟ですね。私がジョスリン糖尿病センターの医療を見て感動した点は、患者さんが精神科医や臨床心理士と1時間話す場があるんですよ。トレーニングを受けた能力の高い人間と1時間も糖尿病のことを話すことができる、こんな贅沢な医療はないなと思いました。

帰国してから十数年間は、特別枠をとってそれをやりました。

鷲田　私は、**ケアの定義、エッセンスというのは「時間をあげること」だと思っています**。本当はしなければいけないことがほかにもいっぱいあるかもしれない。でも、「この先生、自分の大事な時間をくれはった」と思っていただけることがいちばん深いケアであり、目に見える解決というものがなくても、それが大事だと思います。

石井　思い当たる事例があります。10年以上、目に見える効果というのはなかったある患者さんがいました。ですが、お会いし続けているうちに、あるときその人にとって非常に特別なことが起こり治療が展開するということを体験しました。

鷲田　そうですか。おもしろいものですね。**時が満ちたんですね**。

石井　そうなんです。この「時が満ちる」かどうかというのは誰にもわからないですよね。

鷲田　わからない。満ちないままで終わることのほうがはるかに多いかもしれない。

石井　でも、それを期待して、これは患者さんへ直接表現するのではなく、医療者がそういう夢や希望をもちながら接するということが、いつか現実に変わるのだと、河合先生には教えていただきました。

糖尿病診療にはそのような関係性が重要です。〝**聴くこと**〟、〝**時間をあげること**〟、〝**付き合うこと**〟、〝**居るだけを肯定できる関係**〟などは糖尿病治療にとても重要な要素です。これらは鷲田先生の臨床哲学の中でキーフレーズとして取り上げられており、本日の対談の中でも多くの示唆をいただきました。

本日は、鷲田先生に貴重なお話を伺うことができました。お忙しいところありがとうございました。

（2011年2月9日、大阪にて収録）

●対談を終えて――石井 均

河合　鷲田さんが「臨床哲学」というのを唱えるようになって、すごく喜んでいるのですよ。

鷲田　はじめて先生と立ち話させていただいたとき、開口一番「特許料くれよ」と言われました（笑い）。

河合　で、いつ払ってくれるの（笑い）？

（河合隼雄、鷲田清一「臨床と言葉」朝日文庫、２０１０）

対談当時、鷲田先生は大阪大学の総長だった。対談は大阪大学吹田キャンパスの小高い丘にある総長室で行われた。お伺いしたいことがたくさんあり、少しうわずった対談になったような気がする。対談日は２０１１年2月9日、東日本大震災の一か月前である。

「人はなぜ生きるのか」、「幸福とは何か」といった問いは、確かに「解くことができない」という意味では人類永遠の問題ですね。ですが、そういう問いを発せざるを得ないのが人間なんです。（中略）人である限り誰もが抱えている問題であり、決して雲の上の問題でもなければ、哲学者だけの問題でもありません。（鷲田）

そうであれば、糖尿病（あるいは病）をもつ人はあらゆる場面でそれを問うているのではないだろうか。食事の場面、服薬や注射の場面、血糖測定の場面、診察場面、社会的活動の場面……。糖尿病をもつ人々はその日常生活において臨床哲学をしている。
（2型）糖尿病は健診で発見されることが多く、自分が糖尿病であると自覚しづらい疾患である。早期治療の重要性がさけばれながら、なかなか実行されない理由のひとつである。

自分の身体のことなのに、それを判定してくれる人を必要としているということですね。「（私は、医者から糖尿病に）されました」ですね。（鷲田）

インスリン治療をすると本当の糖尿病になってしまうと拒否された患者さんは、

『糖尿病である私』は、『かりそめの私』『〈私〉』であって、決して『私』ではない。（石井：鷲田先生の言葉を引用して）

インスリン治療は、かりそめの〈私〉ではなく、存在の主体である私を糖尿病に直面させる――それは避けたいという心理状態だったのではないか。
糖尿病は、診断が付いた日から「糖尿病である」ことと同時に「糖尿病をする」ことを求められる。

わたしたちはたえず資格を問われる社会に生きているのであって、（中略）、日々それにふさわしい行動の能力が求められる。

ひとはいつも自分の存在が条件付きでしか肯定されないという思いをつのらせてゆく。自分が「いる」に値するものであるかどうかを，ほとんどポジティブな答えがないままに，恒常的に自分に向けるようになる。（鷲田）

そのようなひりひりした問いを患者さんは自分に向けている。「私は十分なコントロールができていないけど，先生，見捨てんといてね」。1型糖尿病では否応なしにインスリン治療が始まる。私がそれに向きあうことになるが，「なぜだろう」。「なぜ，私が糖尿病にならなければならなかったのか」。

人間というのは，一歩先に進むために，そのつど理不尽なものを納得できるものに変え，自分を編み直していかないといけないのでしょうね。（鷲田）

どうすれば編み直すことができるのか，何がきっかけになるのか，そのために私たち医療者は何ができるのだろうか。

「訪れを待つ」というのは，偶然に身を開いておくということである。あいだに何が起こるかわからないからそれをも含めて，長い眼で見る，そして自然に機が熟すのを待つ。（鷲田）

これがなかなかできない，専門家でないとできないと河合先生はおっしゃっている。

いまは意味もわからない、悩むだけ、苦しいだけという状態かもしれないけれど、「待つことなく待つ」、あるいは「待っていないものを待つ」中で、医療者が将来に対する希望を抱けていたら、いつかそれは巡ってくるものだと思うのです。(石井)

その日まで、またそれからも糖尿病をもつ人たちをケアしていく——支えていくのが医療者の仕事である。

「この先生、自分の大事な時間をくれはった」と思っていただけることがいちばん深いケアであり、目に見える解決というものがなくても、それが大事だと思います。(鷲田)

第九話

「今の楽しみか、将来の健康か」

西村周三×石井　均

西村周三 Syuzo Nishimura

1945年京都生まれ。1969年京都大学経済学部卒業。1971年京都大学大学院経済学研究科修士課程修了、翌年、同大学経済研究所助手。1975年横浜国立大学経済学部助教授。1981年京都大学経済学部助教授を経て、1987年より同教授。1990年京都大学大学院経済学研究科教授。1999年同研究科長。2006年京都大学副学長。2010年国立社会保障・人口問題研究所所長を経て、2014年より医療経済研究機構所長。
主な著書に『保険と年金の経済学』(名古屋大学出版会)、『社会保障と経済1―3』(共編、東京大学出版会)、『行動健康経済学　人はなぜ判断を誤るのか』(共著、日本評論社)など多数。
専門領域は医療経済学、福祉経済学。

経済学とは、限られた資源の最適配分を考える学問であるという。医療も、よく考えるまでもなく、限られた資源を利用してできる限り多くの人たちに質の高い治療法を提供するものである。

おそらく健康で長生きしたいという希望は無限に近いのではないだろうか。とすれば、そこに最適配分という考え方を持ち込む必要がある。それが、医療経済学という領域だろうと思うが、きちんとしたお話をお伺いする機会がいままでなかった。

西村周三先生は日本でこの領域を開拓された第一人者である。医療経済学がどのような問題を扱い、どのような方法論を用い、どのように問題解決をはかっていくのか、それをぜひお伺いしたいと考え、対談をお願いした。

きっかけは、貧困、格差、義憤

石井　まず、先生がどのようにして医療経済学に関わられるようになったのか、そのきっかけからお話しいただけますか。

西村　もう50年ほど前の話なのでお話しするのも恥ずかしいのですが、きっかけは、幼い頃の貧しさが関係しています。その頃は、朝、琵琶湖で取ってきたシジミを商店街で売るため、学校に来られない子どもたちがいました。そういう貧しい人を救うためにどうしたらよいかと考えたことが原点です。

　それで、経済学を学ぶようになりました。折しも、経済学を始めた頃から日本はすごい勢いで経済成長していきました。もちろん貧しい方たちはいましたが、子どもを学校に行かせられない家庭は激減しました。ところが大学に入った頃には、貧困だけの話ではなくなり、格差の問題が出てきました。それから、水俣病や四日市ぜんそくといった公害の発生など、環境が損なわれました。

　当時は医師が非常に少なかったものですから、医師の収入も他の人たちよりかなり高かった。それに義憤を感じ、医師が医療を金儲けの道具にしているのではないかと思ったこともきっかけです。もっとも、そんなに単純な話ではないとすぐに気付きましたが（笑）。しかし新聞など、マスメディアの論調はほとんどその流れでした。

石井　先生は大学院に進学されていますね。そのとき、既に医療経済学を専攻しようと決めておられたのですか。

西村　大学院に入って、最初は社会保障全体に目が向きました。貧しい人をどうやって救うか、生活保護、医療などさまざまな問題をすべてやろうと、野心に燃えていました。ところが、大学院に進学してから10年ほど経ち、横浜国立大学に助教授として就職したとき、新渡戸フェローという奨学金を受けてハーバード大学で研究する機会を得ました。その当時、ちょうど公衆衛生大学院、School of Public Healthができたばかりでした。当時の日本は、疫学についてまだまだ未熟で、公害問題を取り上げるイメージしかありませんでした。しかしアメリカではその当時、さまざまな問題を科学的に調べる臨床疫学が盛んに行われていました。疫学や医療経済、そして健康とは何かまでです。そこで社会保障全般の学者になりたかったのですが、本当に優秀な人がたくさんいて、とても太刀打ちできないと思い、特定の分野に絞ったのが医療経済学を始めたきっかけです。

医者の不合理、患者の不合理

西村　ハーバードには公衆衛生の面白い研究者がいて、医師がいかに非合理的な決定をするかという講義があったんです。ものすごく面白かった。

たとえば、ベイズの定理（Bayes' theorem）です。これは簡単な話で、統計学の先生が医学生にその定理を教えて試験をするのですが、結構できない。ところが、不思議なことに間違い方のパターンが必ず一定しているという話です。

それから、検診の結果で医師が病気の人を多めに言ってしまうのはなぜかというものです。面白い事例としては医学判断学の講義で、小児科の医師が小学校で健診をし、扁桃腺肥大で治療を必要とするか100人を診ると、35人に「治療が必要」と診断した。残った65人を別の医師に診てもらったら、そこでも約35％が「治療が必要」と診断され、合計57％の人に治療が必要となったという有名な話です。扁桃腺肥大ならこれぐらいいるはずと、医師が過去のデータに引っ張られて意思決定をするという話です。

石井　「これぐらいいるはずだ」と……。何か、わかるような気がします（笑）。

西村　そういう医学判断学ができたばかりで、当時はほとんどそればかり勉強していました。その後、日本に帰って、アメリカで勉強したことを一生懸命にやろうとするのですが、実は患者も不合理な行動をするということが後でわかりました。

当時の医療経済学はまだ本当に幼稚で、自己負担を上げるとどれだけ受診する患者が減るかの研究などをしていました。その問いに、皆が迷わず「減る」と結論を出します。ところが実際は、タクシー料金の値上げと一緒で、自己負担が上がると一時的に受診率は下がるけれど、必ず元の水準に戻るのです。これをどうやって説明するのかといったら、経済学では説明できないのですよ。

石井　そうなのですか？

西村　「合理的な人間だから先をきちんと考えて、下がるのだったらずっと下がるし、下がらないのだったら全く下がらない。上げた途端だけ下がるのはおかしいでしょ」と。ところが、自己負担を上げた瞬間だけ受診率が下がるのはどうしてなのかは、経済学の謎でした。いまもそれはあまりわかっていないようです。たとえるなら「忘却の法則」、自己負担が上がったことを忘れてしまうのでしょうね（笑）。

石井　「このくらいだろ」と思って慣れてしまう。「そう言えば、ちょっと前は500円だったかなぁ？」みたいに（笑）。

西村　そうそう。最初は高いなと思うけれど、細かな値段など憶えていない。

石井 瞬間ね。「コーヒー500円？　高いな」と思うけれど、しばらくしたら「こんなもんかなぁ」と……。なるほど、経済学では説明できないところが先生は面白く、さらに興味を惹かれたと。

西村 患者でおかしいなと思っていたことが、医師のほうもおかしいのかと。

石井 その演繹でいきますと、経済学者の立てていたセオリーはおかしいとなったわけですね。

西村 そうです。そこで、私は日本では先駆的に、「**私たちがやっている経済学はおかしいぞ**」と言ったのですが、10年以上、相手にされませんでした。やっと最近、認知され、流行ってきました。それがまとめられているのが[*26]『行動健康経済学』（日本評論社、２００９）です。

石井 この本、僕にはちょっと難しかったですね。

西村 難しかったですか。もっと簡単な本もありますから今度紹介しますね。

医療と経済学の埋まらない溝を医療経済学が埋める

石井 医療経済学について少し掘り下げてお聞かせいただけますか。

西村 「**人間は病気になったら、元気なときと考えが変わる**」。医療経済学ではこのことが重要になってきます。経済学では、病気のときも元気なときも、考えが変わらないという想定で話を進めるからです。たとえば、糖尿病と下痢とで[*27]ＱＯＬを比較してみました。ＱＯＬ測定をすると、病気として糖尿病のほうがずっと深刻なのに、糖尿病患者本人からは「下痢のほうが深刻だ」と返ってくる。

経済学の世界では、良いと思った商品は良い商品。買わないのはどうしてかというと、値段が高いから買わないだけであって、自分で判断して良いと思った物は良い物という発想です。ですが医療では、医師から病気が深刻だと言われても、患者の受け止め方に隔たりがありますよね、そこに医療と経済学の世界の観点とで乖離があるみたいです。これは未解決の問題として残ったままです。

ＱＯＬ測定は、患者の主観的な健康観[*28]を調べます。いまもそうですが、経済学の先生方は患者の主観というものはほとんど意味がないものだと思っておられる傾向があります。なぜなら主観的な健康観というものは、ちょっとしたことで揺れ動くから、頼りにできないと考える方が多いからです。しかし、ここでは主観的な健康観は考えている以上に安定的だと主張しました。実は、そういう研究――ＱＯＬ研究――はイギリスで始まったのです。

例を挙げると自宅透析と病院透析です。いまは自宅透析のほうが良いということが常識ですが、当時は病院のほうが良いと皆が思っていました。ですが、お金の使い方などを考えたら、どう考えてもＱＯＬは自宅のほうが高い。そういうことを調べて、結果的に在宅にシフトする流れになりました。

石井　医療政策に反映されたのですね。

西村　はい。イギリスの問題の捉え方は、そんな一瞬一瞬の患者の考え方がマーケットで、対医師で反映されるのではなく、国全体で見ていくのです。患者がノーと言っても、平均的に良いのであれば、それは採用しましょうとなる。

心筋梗塞になった患者の予後を、訪問看護を充実させ在宅で看るのが良いか、ＣＣＵで看るのが良いかと論争が起きました。お金のことでいうとＣＣＵのほうが良いに決まっていると考えられていたのですが、ランダム化比較試験をして調べたところ、ほとんど変わらないことがわかりました。それは衝撃的な結果でした。

面白いのは、それはどちらが良いかという単純なものではなく、在院日数をいろいろ変える連続的なものであることです。つまりCCUはそこでいろいろなケアのあり方が考えられる。在宅もどれだけの頻度で看護師が行くかで相当結果が違ってくるため、さまざまなバリエーションを考えて比較する、1対1ではなく多対多で比較・研究するきっかけになったことに、すごく意味があるものでした。

とにかく、QOL測定、疫学的な方法論を臨床の現場にどうやって入れるか。そういう、従来の経済学でほとんど扱うことができない新たな問題が、世界的には1985年くらいからいろいろな医学部で展開されてきました。ところが、日本はそれがまったくない。法人化されてから急に寄附講座などで医療経済や疫学といった分野がパーっと広がりましたが、日本はその方面の研究が10年以上は遅れましたね。

医師もいまだに目の前の臨床現場のことについてはすごく一所懸命お考えですが、一歩退いて、どこに看護師をたくさん投入したら全体の成果が上がるかといった議論はあまりされません。少し考えたらとても大事なテーマだと気付くはずなのですが……。

石井　先生が経済学をベースにして考えられたことの中で、僕が医療側から見て大事だなと思うのは、先ほどの主観的な健康観を重視することです。当然、医学はそうであるはずなのですが……。

だって、**「あなた、良くなってますよ」と言われたって、「えぇ！　本当に？」では気持ち良く医療費を払えませんよね。**

逆に、医師からみてあまり変わってないと判断していても、患者さんが「先生、私、ずいぶん元気になりました」と言われたほうが、本来的な医療としては意味があると考えています。しかし、なかなかそうはいかないわけで、僕らが習った医学は、検査値が良くなっているとか、画像所見が改善しているなどの客観的な指標をベースにしたものでした。ですが、医学において最初、病院に来るのは主訴といって主観なのだから、それを大事にしないといけないのではないか……という考え方が出てきたように思うのです。医療経済学と歩みを一緒にできたらすごいものになるんじゃないかという気がします。

「長寿＝幸福」とは限らない

西村　さっきの下痢が糖尿病の対照としていいかどうかは別にして、もっとわかりやすい病気で研究したいですね。糖尿病は自覚症状がないから、かなりわかりにくいのですよ。自覚症状があるけどたいしたことない病気と比べると、そのときの心理状態などを調べると、すごく面白いなと思っています。

石井　糖尿病の患者さんでいくつかの病気を合併されている方、いくつかの科を受診されている方がいらっしゃいます。たとえば、腰が痛い、皮膚がかゆい、そして糖尿病がある。そういう方に「**自分にとって気になる順番に並べてください**」**と言ったら、たいてい糖尿病がいちばん下になります**（笑）。「腰の痛みを何とかしてくれ」がいちばん上です。「そうだろうなぁ。困ってないものなぁ……」と。

天理よろづ相談所病院内分泌内科で5000人が登録しているコホートスタディをやって、「そうなんだなぁ」と思うことは、2型糖尿病の患者さんの平均年齢が65・1歳だということです。半分が65歳以上なんです。65歳以上の糖尿病の治療は、ちょっと生意気なようですが、最終的には――幸福感とまではいわなくても――生きてて良かった、あるいは自分が何かの役に立っている、あるいは生きることを楽しめている、そういう指標が血糖値やそのほかの指標よりもずっと大事になるのではないかなと。

少し言いすぎかもしれませんが、そういう指標を最終的な医療の指標にすべきではないかと思っています。先生のおっしゃる主観的な指標とどこかで共通なものができればいいなと思ったのですが。

西村　そうですね。ぜひともそういう研究をしたいですよね。

石井　ええ。半分ってすごいですよ、先生。65歳以上が半分。僕は、アウトカム指標に主観的な健康観やＱＯＬが入ってきたのは、医療の考え方を変えるひとつの大きな力になると思うのです。次は、半数が65歳以上であるという事実が医療を変えていくのではないかという気がするのです。

西村　なるほど。いままでは大きな関心をもっていませんでしたが、人口問題などを考えると、長寿は大事な研究テーマですよね。長寿ということ自体は昔だったら無条件に幸せだったのですが、今は必ずしも「長寿イコール幸福」とは限らない。その仕組みをどう考えるかでしょうね。これはおそらく誇大妄想ではなくて、非常に大きな根本的な人間の生き方に関するテーマですよね。

「合理的」は難しい

石井　先生が先ほど挙げられた「元気なときと病気なときで考えが変わる」というのと、「目先のことを考えるか、将来のことを考えるか」。糖尿病は、この「目先のことを考えるか、将来のことを考えるか」の重みのバランスで勝負しているようなものなんです（笑）。経済の例だったらわかりやすいですよね。今日の50円か、明後日の１００円かなら、同じ尺度で比較できるでしょう。ですが糖尿病は、目先のことは「食べておいしい、飲んで楽しい」、将来のことは「合併症で苦しむ」と、天秤にかけるものの質が違います。**患者さんにとって、「いまの楽しみか、将来の健康か」という選択は、そう簡単ではないと思います。**

西村　おっしゃるとおりで、難しい。私が糖尿病の研究を一緒にやろうと一所懸命呼びかけても、経済学者は誰も名乗り出てくれない。調査するたびに違う結果が出てくることが目に見えているから、二の足を踏んでしまっているのだと思います。

質の違うものをどう比べるか、たとえば「美味しい」などの選択肢をこちらで用意し、人間の基本的な欲求を比較する。そして「もし透析を受けるようになったら、どういうことが不便になるか」と、少しずつリアルに掘り下げていくのかなと。

たとえば、イギリスのオックスフォード大学が開発したもので、自分が医師に癌だと言われたときどういう心理状態になったかをインタビューしてそれをビデオに残すDIPEx（Database of Individual Patient Experiences）という運動があります。これを見ると、ある程度将来についてイメージができるのです。次に、「病気になる前にどんな苦労があるか」、それをビジュアル化できれば比較することができるのではないかと考えています。

どうしてそういう発想をするかというと、先ほど申したように、経済学は非常に合理的な行動を想定していますが、私は「それは嘘だ！」とずっと言ってきました。しかし、人間は合理的に行動することの意味を捨て難い。経済合理的かどうかは別として、「こういうことをやったらこうなるから、それは止めよう」という合理的に行動することの価値は、経済学からいろいろ学んでいます。

それと、従来の経済学でも、マルクス経済学とかいろいろ出て、先ほどの伝統的な経済学に立ち向かった例はたくさんあるのです。しかし、ほとんど敗れてしまったわけです。それは、こちらが合理的に行動することがなかなか良いことだよという、そのイデオロギーをもっているのです。それはやはり、捨て難いと思っています。

そうすると、こっちとこっちの緊張関係で、人間はどういう方向にも行く。アホなこともするし、賢いこともする。賢いことのほうがよいのはわかっているのだけれど、なかなかそうはいかない（笑）。

石井　わかっちゃいるけど、ね。

西村　そうそう。「どうせアホなことをするのだから、そんなことはどうでもいい」とはならないというのが大事で、その発想からいまの話につながるのです。

経済は一次元、医療は多次元

石井　今日は対談させていただいてとても良かったと思っています。それは、変な言い方ですが、いわゆる僕が抱いていた経済学というイメージの話が出てこなくて（笑）。

もともと、医療も、経済も、生きることから発生してくるわけですが、どちらかというと経済のほうが多くの人の生活に密着していると思います。健康な方からすると医療は時々ですからね。だけど、人というものをどう考えるか、どう理解していくか、最終的にはどうやって人々がより良く生きることを支援できるのか、そういう共通の目標みたいなものがあるような気がしました。

最後に、先生が経済学者の目からご覧になって、日本の医者や医療はどうなるのかを教えていただきたいと思います。

西村　これから当分、経済的には従来のようにはいかないでしょう。それから高齢化が進み、いままでのように新しい医療の技術を無条件で公的医療保険制度の中に取り入れることは非常に難しくなると思います。そうすると、すごく単純化してしまうと、「我慢してください」と言う以外ないのではないでしょうか。

石井　僕がいちばん難しいと思っているのは、「我慢してください」と誰が言えるのか、誰が責任を負うか、ここなんですよね。政府がそうじゃないですか。覚悟をもって、税金は増える、年金は減る…、もろもろを我慢してくださいと言いきれない。戦後の社会の流れのなかで、我慢はどうなんでしょう。『おしん』以降、日本人に受け入れられるの？　って（笑）。

西村　本当にそう思います。いま、日本はお互いが遠慮し過ぎて、相手に「そんなのでいいと思っているの？」と言わないようになっているでしょう。先生がおっしゃった、責任をとるとか、我慢しろと言える人がいなくなっているんです。親も言わないし。病院でも、昔と違って、「お前がアカンから、こういうことになるンやないか」と言ったら、一発で訴えられるかもしれない。

そんな大層なことは言えませんが、先生がおっしゃったように、経済ではいろいろなことを考えますが、基本的にはお金という一次元の尺度が幅を利かせています。ところが**医療は多次元のさまざまな要素を考える分野**だと、恥ずかしながら研究に取り組んで10年以上経ってからわかりました。

先生が書かれた[*29]『糖尿病医療学入門』（医学書院、２０１１）にも、そういうひとつの病気を多次元から見ることの必要性、もっと正確にいうと、こういう角度からも見る必要があると説かれていて勉強になりました。そういう意味で今後も発展し続けてほしいと思います。それを医師の世界でもっと広げてほしいし、そのときに経済学もお手伝いして、より奥深いものへと進む一助になればと思います。いまはお金ばかりで恐縮ですが（笑）。

石井　今日はいい日でした。大変ありがとうございました。

（2011年11月20日、京都にて収録）

●対談を終えて——石井 均

西村先生は、1984~85年に一年間渡米、いまでいう行動経済学に関心をもたれ研究を始められた。直接のきっかけはハーバード大学で学んだ「医師の行動の非合理性」に関する講義だった。医師でさえ多くの間違いを犯すならば、しかもそれが法則的な間違いであるならば、患者の行動にも適応できると考えられたそうだ。そこからひとつの結論に到達される。

「私たちがやっている経済学はおかしいぞ」と言ったのですが、10年以上、相手にされませんでした。やっと最近、認知され、流行ってきました。(西村)

伝統的経済学はある人間(像)を前提として成立しているらしい。ホモエコノミクス(合理的経済人)と呼ばれるが、彼/彼女は、意思決定の際に完全な情報をもち、完全な計算力をもち、自分の満足(utility：効用)を最大化できる(利己主義)。このような超合理的な人間を想定して伝統的経済学は組み立てられている。

ところが、現実にはこの条件を兼ね備える人間はほとんどいない。人は、意思決定において、(完璧な合理性をもたない)簡便なプロセス——ヒューリスティックス(heuristics)——を用いることがわかってきた。時間をかけずに、直観的に、ほぼ満足できる問題解決をする。ヒューリスティックスにはいくつかの法則性があり、医師がいかに非合理な決定をするかについてもその法則性が当てはまるという。これを発展させて行動経済学ができあがった。つまり、経済活動について、より現実の人間に則した法則を見出そうとしたということである。

これは糖尿病学と糖尿病医療学の関係に似ている。糖尿病学も超合理的な人間を想定して成立していると言えそうだ。彼／彼女は、治療方針決定の際に（糖尿病に関する）完全な情報をもち、（合併症による損失や治療による利益の）完全な計算力をもち、自分の治療効果や健康度を最大化できる。「食事療法やインスリン治療がいや」などということはあり得ない。しかし現実はそうではない。目の前にケーキがあれば手が出るし、注射は痛くて面倒だ。それは将来の自分を守るとわかっていても……。

「いまの楽しみか、将来の健康か」それが問題だ。（石井）

そのことに対する最適な解はあるのか。どうすればその解が得られるのか？——これは難問だ。この比較は難しい、第一に質が違う、第二に時間が異なる。

行動経済学には、「時間選好」という考え方がある。簡単に言うと、人は将来の利益を割り引いて考える傾向があるということだ。時間的に近いほうの利益が大きく見積もられるということでもある。

そうすると、（2者の）緊張関係で、人間はどういう方向にも行く。アホなこともするし、賢いこともする。賢いことのほうがよいのはわかっているのだけれど、なかなかそうはいかない。（西村）

それでは時間は同じとして、質の違いをどう比較するか、ケーキを食べることか、いまの合併症が進むことか、どちらをとるか。この2者はどのような目盛りの天秤に載るのか？　筆者は患者さんにとってその目盛りはＱＯＬだと考えている。ＱＯＬはおおよその糖尿病関連指標と相関し、それらに共通する単位（量）である。しかし、

ＱＯＬ測定は、患者の主観的な健康観を調べます。いまもそうですが、経済学の先生方は患者の主観というものはほとんど意味がないものだと思っておられる傾向があります。なぜなら主観的な健康観というものは、ちょっとしたことで揺れ動くから、頼りにできないと考える方が多いからです。しかし、ここでは主観的な健康観は考えている以上に安定的だと主張しました。（西村）

医学の領域においてもそのような誤解があった。よく似ているものだ。科学であるためにいわゆる〝客観性〟や〝再現性〟が重視される。糖尿病学会は治療目標の最上位に、健常人と変わらないＱＯＬの維持を掲げている。医療者の理解は変化していると思われるが、ＱＯＬの多次元測定に関してはまだ心もとない。

医療は多次元のさまざまな要素を考える分野だ。（西村）

二元論はまずい。（養老『バカの壁』）

多次元で糖尿病医療を考えていきたい。

第十話

「先生、きょう、その薬は結構です」

皆藤 章×石井 均

皆藤　章 Akira Kaito

1957年生まれ。1977年京都大学工学部に入学後、1979年教育学部に転部。そこで河合隼雄氏の臨床心理学に関する講義を聴き、臨床心理学に興味を抱く。1986年京都大学大学院教育学研究科博士後期課程単位を取得。大阪市立大学助教授、甲南大学助教授を経て、2008年より京都大学教育学研究科教授。

将来、指導的立場に立つ臨床心理士を養成する臨床実践指導学講座にて、臨床心理学・心理療法の体験をとおして、人格の変容・成熟に関する研究を行っている。また、教育・医療・文化など多角的な視点から、人間の営みへのアプローチを試みている。

『体験の語りを巡って』（誠信書房）ほか著書多数。

皆藤先生は京都大学大学院で臨床心理士を養成する傍ら、心理臨床家の立場から糖尿病の領域に長く関わっていらっしゃいます。河合隼雄先生のもとで心理臨床家としてのトレーニングを始められ、糖尿病診療での関わりをきっかけに、患者のこころの問題について深く考えるようになったとおっしゃいます。人生の転換点とこれまでの道程をたどりながら、臨床心理学と糖尿病医療学の接点について伺いました。

科学者になりたくて

石井　皆藤先生は10年以上、糖尿病の領域でご活躍いただいておりますが、最初に、先生が心理の領域を選ばれた経緯をお話しいただけますか。

皆藤　僕は、最初から心理学をやりたくて大学に入ったわけではありません。もともとは科学者になりたくて工学部に入ったので、心理学という学問があることすら知らなかったと言ってもいいと思います。

石井　ほぉーっ！

皆藤　完全な理科系志向の人間でした。小さい頃から科学の恩恵を受けて育ち、東京オリンピック、新幹線開通、万国博覧会など、敗戦から日本が復興する姿を科学が垣間見せてくれていました。ですから、科学にとても関心があって、近代科学が右肩上がりで成長を遂げていた1970年代、京都大学の工学部に入ったのです。

家庭内暴力の子どもとの出会い

皆藤　ところが、大学に入ってみると、科学ではなかなか割り切れない世界があることに気が付きました。いちばんのきっかけは、家庭内暴力の子どもに出会ったことでした。その子は、僕が家庭教師に行っていたときに、僕の目の前で母親に殴る蹴るの暴行をはたらいたのです。僕は、その子と非常に仲良く勉強したり遊んだりしていたので、突如としてその子が変わった印象を受けました。その子を止めようとするのですが、そのときにお母さんが「先生、止めないでください。私が悪いんですから」と言われたんですね。僕はそのとき、心理学の〝シ〟の字も知りませんでしたから、「いや、悪いのはあなたの息子やろ」と思ったのです。「お母さん、悪くないよ」と何度言っても、「いや、悪いのは私です」と……。

そのときに僕は、2つのことを確信しました。ひとつは、「この親子のあいだには、僕がどれほど考えても絶対にわからない、非常に深い関係があるのだろう。他人には理解できない人間関係を人は生きているのだ」ということ。もうひとつは、「自分は『科学者になって人間を幸せにしたい』なんてたいそうなことを言っていたけれども、自分の目の前の親子すら幸せにすることはできない。**科学をどれほど学んでも、この親子のことを理解することはできない**」ということでした。

そうすると、科学に対する興味は潮が引くようになくなっていきました。大学へ行って、工学部の授業を聞いていても、何も面白くない。それで、大学になかなか行けなくなってしまった。下宿でボーっとしているときに、いろいろなことが自分のなかに浮かんできて……。「自分はなんであんな親子に出遭ってしもたンやろ？」「いったい自分はどうなってしまったんだろう？」などと、よく考えました。

そして自分の中で、「どうしても何とかしなくてはいけない」と思ったのです。その〝何とかしなくてはいけないこと〟をするには、科学を学んで就職をして社会人になることではなかった。それは、きわめて自分の内面の問題であって、科学を光にたとえれば、その光によってできる影のところの問題だと気が付きました。

石井 僕はいま、話を聞いて不思議に思いました。「家庭内暴力で子どもが悪いと思っていたのに、母親は『自分が悪い』と言う。そこには自分の入れない関係ができていて……」と、そこまでの先生の考えはわかる。だけど、「その事実に直面したときから、自分の科学への興味が急激に褪めた」。これが先生の中ではつながっているけれども、そう簡単にはつながらないと思います。

皆藤　おそらく、多くの人はそういう世界を見ることなく、あるいは僕のように見たとしても、「こういう世界もあるんだ」と思って、また科学のほうに歩き始めると思うんですね。

石井　そうですね。「自分にはわからんわ」とか「気にはなるけど、まあ他人の家庭のことだ」とか思いますよね。しかし、先生はそうは思わなくて、しかも自分のいちばん中核的なところに、急にそのことが食い込んだ。これは先生、そう単純なことじゃない。

皆藤　そうですね。すごく大きなことでしたね。「人それぞれ、そうなんや」と言ってしまえばそれまでですけれども、少なくとも僕の、極端に言えば、人生の大きな変わり目に遭ったわけです。

当時、自分の内面に課題を抱えていて、自分のことを親子関係からずっと考えていました。そんなとき、フッと祖母の声が聞こえてくるんですよね。寝たきりで、たくさんの子どもに恵まれながらも、誰ひとりとして世話してくれる人もなく、ヘルパーさんに世話をしてもらって、ベッドの上に寝ながら生きている祖母に、僕はなぜか月に1回ぐらい、電車で1時間ほどかかって会いに行っていたんです。僕に会うたびに祖母は、「殺してくれ」、「死にたい」の2つをだいたい50分言い続けました。その声がすごく聞こえてきましたね。

たぶんそこにあるのは、人間関係ですね。「人と人との関係というのは、いったい何なのだろう」、「人間が死ぬとはいったいどういうことなのだろう」ということをそのとき考えていました。

石井　先生がお祖母ちゃんのところへ行っていたのは、高校生の頃ですか。

皆藤　中学生から高校生です。「なぜ、ちゃんと看ないんだ」と、親に意見したこともあります。

石井　それをお伺いすると先生の話は一貫している。それがあったから科学をやめたのかな、と。

皆藤　そうとも言えますね。先生はなかなか鋭いなぁ。そうなんですけど……。

河合隼雄先生との出会い

皆藤　「ともかく大学を卒業したほうがいい」と友人は言うんですが、学校に行けないのに卒業できるはずがない。そんなとき、友人から「レポートだけで卒業できるところがある」と教えられたのが、教育学部だったんです。

それで、教育学部に替わりました。本当に失礼な話だけど、「教師にでもなろうかな」と思い、早く楽なほうに行きたかった。ところが、いま思うと不思議なもので、そう簡単に楽はさせてもらえなかった。転部して心理学に触れた最初が、「臨床心理学概論」という河合隼雄先生の授業だったんです。

石井　ヘェーッ！

皆藤　僕にとって、それがまた大きな運命の変わり目でしたね。

石井　その授業には出られたんですか？

皆藤　はい。僕は根がすごく真面目な人間で（笑）、「4月の最初は、ひとつぐらい授業に出ておいて、あとはレポートを出そう」と思ったわけです。

その授業では、まず河合先生が「きょうは最初の授業なので、臨床心理学の『臨床』ということについてお話しします」と言いました。それで、黒板に〝臨床〟と書いて、「床（とこ）に臨むと書いて

『りんしょう』と読むこの言葉の床は、死の床を意味する。ですから、**臨床のもともとの意味は、死にゆく人の傍らに臨んで、その魂のお世話をすること**です」と言うのです。当時、河合先生はトップスターですから、周りの学生は皆、深くうなずいて聞いていたんですね。でも、僕は河合の〝カ〟の字も知りませんでしたから、すごく不思議でした。

石井 不思議？

皆藤 「変なこと言うオッサンやなぁ」と（笑）。だって、科学というのは魂を棄てるところから始まりますでしょ。魂なんて、墓場にポワーンと浮いているような、そんなものは相手にせずに、「非科学的なものだ」と否定するところから近代科学は始まっていった。僕はまだ工学部の意識が抜け切れていなかったので、日本の最高学府で「魂のお世話をする」なんてことを正々堂々と言う人がいるのが不思議でしかたなかった。

しかし同時に、「でもひょっとして、この先生について勉強したら、あのときの親子のことが、もうちょっとわかるようになるかもしれへんなぁ」、「自分の内面に抱えている、自分の考えなくてはいけない課題にも少し手が届く可能性があるなぁ」という思いが湧いてきた。それは何とも不思議な体験でした。

人間というのは不思議なもので、うつの人はエネルギーが内向していて、外に向かっていかない。だから引きこもって、自分のことをずっと考える。そうすると、考えれば考えるほど否定的になるんですよね。「自分が死んだって世の中は変わらない。そしたら、もう死んでしまおうか」というぐらい、エネルギーが内側へ向かいます。

ところが、うつの人の変わり目というのは、ユングはそれを「エナンティオドロミー（enantiodromia）」と言っていますが、逆流することなんですね。一気に外に向かって出ていく。そのときの僕は、まさにそういう感じでした。「この人に付いていけば、ひょっとしたら何か変わるかもしれない」と、心理学がものすごく学びたくなったんです。河合先生は、大学院へ進まないと本格的な指導はしない方針でしたから、「どうしても大学院に入らんとアカン」と思った。でも、他の人より2年間遅れているし、実力も能力もなく、あるのは努力だけなので、とにかく猛勉強しました。人生でいちばん勉強した時期かもしれません。

箱庭療法で感じた見守りの力

皆藤　そして大学院に進み、河合先生のもとで臨床家になるトレーニングを始めたのです。

僕は、臨床心理の中でもちょっと変わった院生でした。特に、性格検査や心理検査が嫌で、中でも心理検査の授業は最も嫌いでした。知能検査で「こんなサイコロみたいなもの積んで、トラックができたって？　ホンマかいや。こんなもん、トラックか？」と思ったり、知能検査で、和服を着たおじさんが帽子をかぶって新聞を読んでいて、周りからその新聞を覗きこんでいる図版が出てきて、「これは何をしているところですか」って。「こんなもの、いまの世の中にあるわけないやろ！　こんなもので知能がわかるなら、人間、苦労せぇへんわ」と思ったり……。知能検査から始まって、内田クレペリン検査などと順番にやるのですが、本当に面白くなかった。

ところが、心理検査の授業の最後のほうで、描画療法[*30]や箱庭療法[*8]が出てきたときは「これはちょっと油断ならない」と感じました。客観性がなくなればなくなるほど、ＩＱなどの数値ではなく心の世界を具体的に描き出そうとする世界は、僕にとってはある意味恐ろしく思えました。

箱庭療法の授業では、受講生同士がお互いに箱庭を置く役、見守る役、と役割を変えてやったんですが、僕は箱庭の説明を聞いたときに、「これはちょっと、こいつとはやれんな」、「こいつとやって、出てしまったらどうしよう?」と思ったんです。だから僕は「できません」と言いました。そしたら、とても優秀な助手の人が「そんならいいよ、やらないで」と言ってくれました。翌日、その助手の人のところへ行って、「あなたの前で置きたい」と言ったら、「ああ、いいですよ」と言って、箱庭を僕が置いてその助手が見守ってくれました。

僕は、箱庭を置きながら、ちょっと泣きそうだったんです。すごく辛い自分が出てくる。その助手の人は、できあがった作品を見てたったひと言、「さみしいなぁ」って。それが、ジーンと心に響くんですよ。その助手の人は、非常に優秀な臨床家になっておられます。「ああ、こういう力がこんなものにはあるンやなぁ」と思いましたね。それは、知能検査などをやったときには、絶対に味わえなかったものです。だから、「**〝誰に見守ってもらうか〟によって大きく変わる心の表現がある**のだ」ということがわかったのも、そういう授業からでした。それから徐々に、徐々に、「やっぱり自分は、河合隼雄に直接学びたい」と思うようになったんですね。そんな大学院の時代でした。

心理臨床家として糖尿病をみる

皆藤　糖尿病は、完治は望めない、治らないですよね。たとえば初診の人が、糖尿病と言われて、「先生、この病気は治りますか」と聞かれたら、医師は「治りません」と言うのですか。

石井 言いますが、いかに決まりきったこと――ドライな科学的事実――のように言わないか、でしょうね。つまり、「治る」と言ったら医学的に嘘になりますから、「治らない」という表現に聞く側の生きる力となるような言葉をどういうふうにつけることができるかですね。たぶん、皆がまず言っているのは、「いまのところ、〝治る〟と言えるのはごく一部にすぎない……」。そして「だけど、糖尿病は〝治る〟〝治らない〟は問題じゃない。コントロールすれば、ない状態と同じように生きていけますから」というのが95%でしょうね。まずは事実を伝えて、しかし治療意欲を継続させるために、その後は医学的な答えになっていくと思います。ただそのとき、「先生、この病気は治りますか」という質問の中にどんな思いが込められているのか、一人ひとりのそれを知ることは大切ですね。患者さんの言う「治りますか」と私たちが通常考えている「治りますか」が同じことを指しているとは限りません。

皆藤 「事実を伝えて、継続来院を勧める」というのは、心理療法も同じですね。ただ、事実を伝えるとき、**「何を伝えるか」と同じぐらい、「いかに伝えるか」がとても大事**です。クライアントとしては、セラピストのその伝え方を聞いて、「この人とやったら、続けていこうか」とか「この人やったらアカンなぁ」がわかるでしょう。

石井 それはわかると思います。

皆藤 そういう意味では、糖尿病の医療はすごく厳しい世界だと思うし、僕がやっている心理療法の世界と似ていると思います。

糖尿病の疾患の本体は見えないですよね。しかし、血糖測定の数値を見て「糖尿病である」ことがわかり、患者に説明している。それは、心は見えないけれども、心理療法では性格検査や心理検査などで測定して、「あなたはこうです」という形で心理臨床家が伝えるのと、よく似ていると思います。

患者さんの心が痛がっている

石井　僕らが先生と一緒に研究を始めたのは2000年からでしたが、先生が糖尿病の領域に関わるようになったきっかけは何でしょうか。

皆藤　外来診療に陪席したり、フットケアや栄養指導など、患者さんが専門領域の医療者と関わる場面を見せていただいたりしたとき、「患者さんの心がすごく痛がっている。患者さんの心が『辛い』と言っているのに、なんで気が付かへんの？」と感じたのがきっかけだと思います。しかし当時、それを説明する言葉をもっていませんでした。ただ、誤解のないように申し上げておきますと、僕がそこで出会った糖尿病診療の様子は、おそらくは糖尿病の臨床としては平均をはるかに超えていたと思います。

大学院でトレーニングを受けていた時代に、ケースカンファレンスで事例を聴いていても、よく似た体験がありました。「このカウンセラーは、こんなに苦しい思いをするような言葉を、なんで配慮もなく言うんだろう。これを言ったら、この人はすごく辛いやろう」と。そういうことが募りに募った事例の発表があったときに、河合先生が「心理療法のイロハを言ってみろ！」と、思わず発表者に激怒したことがありました。

糖尿病の治療に関わったときにそういうことが蘇ってきて、「**ここには絶対にサイコロジストが要る**」と思ったのです。

患者さんから学べ

皆藤　僕は臨床心理学の本を，河合先生の本を中心に相当読みました。「これだけ読んで勉強したから，今度来られるクライアントとはうまくやれるだろう」と思いやってみても，ぜんぜんうまくいかない。それで，どこかに突破口はないのかと，一所懸命本を探すんですけれどもどこにも書いてない。わからないんですよ。

それで，とうとう困って，河合先生に聞きに行ったんです。そしたら，河合先生はすごく笑って，「**あんたの持ってる本の中に，あんたの目の前にいるクライアントはおったか？**」それをパッと言われて，「僕は忙しいから，もう……」。僕は，自分の部屋に戻って自分の本棚を見て，「これだけ読んだのに，何の役にも立ってないンやんか」と思って，愕然としました。結局それが，「患者さんから学べ」という，河合先生の教えだったんです。

石井　僕もそれに近い経験があります。

ちょっと照れくさい話ですが，僕は，学生のときものすごく勉強しました。6年間勉強しました（笑）。なぜ勉強したかというと，医学部へ入ったときに，「患者さんを病気から解放したい，治したい」ということを思っていて，「どうしたら病気を治せる優れた医者になれるか」と考えていたんですね。

皆藤　へぇー。河合先生と似ています。

石井　それで，医学部へ行ったらそれはわりと簡単だと思ったんですよ。教科書は標準的なものが，基礎で20～30冊ぐらい，臨床を入れても50～60冊かなぁ。本棚にして4，5段ぐらいです。その時「なんだ，これだけ勉強したらいいんだ」と思ったんですよ。はっきり言って，「できる」と思いました

（笑）。

卒業して最初の研修が血液内科で、白血病やその他悪性疾患など、その頃は助からなかった病気が多く、厳しいところでした。僕はそこで2つ、大きな思い違いをしていることに気付きました。

1つは、学校で習ったのは、たとえば急性骨髄性白血病には新しい治療薬ができて、半年も生きられるようになった。いままで助からなかったのが「半年も生きられるなんて、すごい！」、「光が見えた」と思っていたら、それがすごい思い違いだった。その生き延びた半年がその人にとって、生きている喜びを感じられるものであったかというと、必ずしもそうではなく、痛い、痺れる、吐く、毎日が生かされていることによる苦しみに満ちた日々のように、僕には見えた。もちろん、穏やかな日々もあったのですが、そのような治療を受けた患者の日々の状態、ましてや家族の思いについて、当時の医学は何も語っていなかった。

2つ目は、勉強して覚えた治療法を「さあ、きょうはこの薬を何人に点滴して……」と思って患者さんのところに行ったら、「先生、きょう、その薬は結構です」と言う。「治療って拒否されるんだ」ということに驚いた。**「時々嫌がる患者がいる」とか「嫌がる患者はどうすればいいか」ということは、教科書には書かれていなかった。**

つまり、「治療を受ける側がどう考え、どう判断するか」、「その人が生きていること、あるいは生きていくことをどのように主張するのか」が、教科書には何もなかった。

皆藤　それは、「医学書は客観性・他者性を重んじるのに対し、医療はきわめて主観性を帯びた世界だ」といえるのではないでしょうか。

石井　そのとおりでしょうね。ひょっとしたら、医学書を書いていた人は、精神科は別として、魂や他人の感情を省いて書こうとした。だから、それを書いた人が「半年生きられるようになった」ということを、どういう思いで書いたかわからない。ステロイドを少し入れて緩和するしかなかったところに、良い抗がん剤が出てきて半年も生きられるようになったことは、延命の苦労をしてきた医者にとってはとても意味あることだったのでしょう。しかし、少なくとも僕にとっては、「**エエッ！　こんな辛い治療なのか**」だったのです。

勉強して病を治せる医者になれると思っていたけれども、そこには病に苦しむ一人ひとりの病者の思いや厳しい現実があった……。その対応に苦しむ自分があった。

患者さんの苦しみ、辛さをどれくらい引き受けているだろう

石井　研修病院に行って初めて診た白血病の患者さんが、数か月後に剖検台の上に載っていた時は辛かった。医学教科書には、いま話したようなことはひと言も書いてなかった。しかしながら、〝書いていない〟ところこそ、実は医療をやっていく当事者にとってものすごく大事なところで、「われわれ医療者が生きていくためには、『医学』ではない、そういう領域や学問が必要だ」と思ったのです。

そして「医者として経験してきたことのキーワードは〝医療学〟だったんだ」ということを発見しました。

研修医になって空《くう》に投げたボールが、35年経って返ってきたみたいな感じでね。それは僕にとってすごく意義深いストーリーです。

皆藤　すごいですね。

石井　「〝医療学〟は患者を救うだけでなくて、医療者をも救うはずで、良い医療をし、少しでも人の役に立とうとする人たちの支えになるはずだ」ということを、きょう先生と話してあらためて思い直したところです。

皆藤　なるほど。いい話をありがとうございます。

　最初、近代科学の話をしましたけれども、近代科学の光に寄り添い、影のように心理療法が発展してきた。そのときに、「心理療法の中核になるパラダイムは何か」ということは大きな問題であり、テーマだったんですね。フロイトはそれを「科学であろう」としたというのは有名な話ですが、そうではないパラダイムを、河合隼雄は「物語」という形で提唱し続けたのです。僕も、そのことにすごく関心をもって、いろいろな物語論に関する書物を読む中で、[*1]アーサー・クラインマン（Arthur Kleinman）という医療人類学者の書物と出会いました。

　クラインマンは、終末期の人や糖尿病の人にインタビューをして、それらをもとにして人間や、社会と人間との関係を考えている人です。僕はクラインマンに「あなたは、終末期の患者さんにインタビューをして話を聞いていますが、そんな権利はどこにあるのですか」、「あと数か月の、ものすごく短い貴重な命の時間をあなたは奪って、インタビューをしている。そんなことをする権利が、果たして人間にあるのでしょうか」、「そもそも、あなたがどう頑張っても、その患者さんは助からないじゃないですか」と、どうしても聞いてみたかった。それで直接、聞きに行きました。

　クラインマンは、僕がこれらの質問をしたときにすごく喜んで、「死にゆくプロセスを僕は助けることができる」と言ったんです。「自分も、40年前にこの仕事を始めたときに、同じ疑問を抱いた。そして、その疑問が解けなかったので、東京に[*31]土居健郎を訪ねてそれを聞いた」ということも聞きました。その「死にゆくプロセスを僕は助けることができる」と言われたときの感じが、染み入るような感じなんですよ。「ああ、この人は、ホンマにそういうことをしてきたンやな」というのがよく伝わってきて、きわめてそれは、僕の言葉で言うと、「患者に対する〝愛〟」を表現した言葉なんですよね。先生が、先ほどの話で「その半年が、どれだけその患者さんにとって辛いのか」と、苦しまれた……。そういうふうに、患者さんと向き合って、患者さんの〝生きる〟を引き受けられる医師であったということだと、僕は思って聞いていました。

そういう脈絡で言うと――これは本当に僕が言うべきことではないかもしれないし、非常に失礼な物言いなのかもしれないですけれども――**「糖尿病の診療に携わる医療者たちは、そういう意味では糖尿病を抱えて生きている患者さんの苦しみ、辛さという体験をどれくらい引き受けているだろうか」**ということに思いを馳せることがあるんですよね。

石井　そこですね。患者さんは糖尿病に一生付き合っていく。一生療養を続ける、診察に来られる。その間、私たちはどんな役割を果たしているのだろうと考え続けています。苦しさや辛さの語りを受け止めていくことも、役割のひとつだろうと思います。

患者との〝良好な関係〟を

皆藤　心理療法は、近代これだけ発展し、多岐にわたる変化も遂げてきたにもかかわらず、セラピストとクライアント、カウンセラーとクライアントの関係ということすら、まだ定義できていない。それはある意味、心理療法のもつ宿命かもしれないとも思うんです。すべては、その当事者同士の間でのことだから、普遍的、一般的な定義はできないといえば、そうかもしれない。

しかし、いま全世界的にひとつの潮流としてある[*4]認知行動療法も、「良好な関係を築くことが大事だ」としている。僕たちは――というか、僕のやっている心理療法は――その〝良好な関係〟を築くことに命がけなんです。

では、その〝関係〟というのはいったいどのようにして成立し、あるいはどのようなものであるのか。やはり患者さんとの、僕の世界でいえば、クライアントとの〝関係〟を1回1回の中でどれぐらい考えていくかが大事なんですね。その方法論は何なのだろう。もちろんのこと、科学ではないんですね。たぶん臨床心理学は、まだそこの答えに到達していないんじゃないでしょうか。精神医学が昔教えてくれたのは、[*32]〝ラ・ポール〟ということで、ある精神科医が、なかなかラ・ポールの取れない患者さんと一緒に風呂に入って、背中を流しあったという話がありました。「どうすれば良好な治療へと向かう関係が築けるのか」ということでしょうが、それも試行錯誤ですよね。

患者さんのきっかけを活かし、希望を失わない治療者に

石井　少し違う観点からの話になりますけれど、先日、京都大学で行った[*7]糖尿病医療学に関するシンポジウムで、ある総合内科の医師から、「総合内科の領域では『ちゃんと話を聞く』とか『ストーリー

を聞く』ことをきちんとしている。シンポジウムを聴いて、言葉は悪いけど〝当たり前〟と思った。その当たり前のことが、糖尿病の領域ではなぜあんなに大切なことのように語られるのだろう。とすれば、『糖尿病という領域は非常に遅れている』というか、『そういう考えをほとんどの医者がもっていない』ということなのか?」というコメントがあった。

　僕は考えるべきコメントだと思った。「うん、そのとおり。当たり前のことを糖尿病に入れただけ」ということでいいのか。僕はそうではなくて、「そうなんだけれども、糖尿病というのは、そういう一般論から深く突っ込んだ特殊性がある」と言うべきだと考えているんだけど、先生はどう思われますか。

皆藤　先生のおっしゃる「一般論」というのは?

石井　「患者の話をちゃんと聞く」とか「病気だけ診ずに生活歴を取る」ということです。

皆藤　それだけではないでしょうね。やはり、糖尿病に固有な特殊性があると思います。糖尿病に固有な特殊性というのは、逆説的ですが、それは、この病が人間にとって普遍性をもっているということだと思います。たとえば、摂食のテーマは人間の暮らしに普遍的なものです。また別の言い方をすると、**糖尿病は「その人の、あるいはその人に関わる人たちの人生をときとして壊すもの」でもあるし、ときとして「人生をつくるものでもある」という表現にもつながる**と思います。それから、「人間が生きるってどういうことなんだろう」ということを、かなりストレートに伝えてくる病だと思います。

石井　「人間が生きること」、別の表現を使えば「人間が生活していくこと」、「毎日生きていくこと」とは何だろう、それを積み重ねてどうなるんだろう、というところが糖尿病を治療していくことと密接にからまっているのは間違いない。そういう状況にある人たちに対して、医療者は一般的な原則論以上にどう関わっていくか。つまり、「〝糖尿病医療学〟という冠をつける、その違いは何なのか」が問われています。その答えの核心は、**「糖尿病治療では患者さんの心の語りを聴くこと自体が治療である」**ということだと思います。

それからもうひとつは、「医療者の意図するところだけに治療がある」わけではなく、「医療者の想定できる範囲内で物事（世界）が回っているのではない」ということ。これはなかなか微妙な表現で、「ちょっとアヤシイな」と思われるかもしれないけれども、長く臨床をしていると何回も経験することだから、正しいだろうと思う。つまり、**意図しない出来事や事象をきっかけにして、物事（課題）が解決の方向へ展開していく**。ひょっとしたらそれが「絶対にこの人、治ります」という希望や見立てなのかもしれない、という気がするんですね。それを活かせる治療者になれればいいなと思います。

皆藤　ちょっと大げさな話かもしれませんけど、古代ギリシャの哲学者は医師であり、人を診る存在であった。そこには医学や哲学やさまざまなものがあっただろうけれども、何も医学固有のことというわけでもなかった。そういう意味で、〝臨床〟という言葉で石井先生とお話がつながったなぁ、と今回さらに感じました。

今度はおそらく、「その苦しみを医療者の人たちとどんなふうに共有していくか」だと思います。河合先生がおっしゃるように、「希望を失わない」ことを大切にがんばっていきたいと思います。

石井　ありがとうございました。

（2013年6月19日、京都にて収録）

●対談を終えて────────石井 均

京都大学大学院教育学研究科の大学院生たちが糖尿病患者についての描画法を用いた臨床研究の話をもってこられたのが2000年だったと思う。私は当初抵抗があった。それまでの描画法を用いた研究成果は、「こういう絵を描く人は自己管理ができない」というような糖尿病患者の特徴を抽出分類するものであったからだ。そんな研究なら協力できないと申し上げた。

その後、彼らは研究内容を修正し、あなたにとっての人生、あなたにとっての糖尿病という話を聴く中で、絵を描いていただくという方向になり、共同研究が始まった。そのときからの彼らの指導者が皆藤先生である。（山﨑玲奈、他：医療と心理臨床の接点―糖尿病患者の心理と行動を学ぶための症例検討会。糖尿病診療マスター、2005）

その後、症例（事例）検討を繰り返すうちに少しずつお互いのフィールドの違いと共通性が認識できるようになってきた。皆藤先生の指導者であった河合隼雄先生との出会いとお勧め（糖尿病医療学を興そう）を通じて理解と結び付きはさらに深まった。

お二人（河合、皆藤）は、ともに科学を志された経歴をもつ。科学でないものは信用できないとすら思われていたらしい。しかし科学だけでは生身の人間は理解できない。それは、ひとのこころの理解が必要だ。

「患者さんの心がすごく痛がっている。患者さんの心が『辛い』と言っているのに、なんで気が付かへんの?」（皆藤）

それには、患者さんのこころに直に向かい合うしか道はない。

僕は、自分の部屋に戻って自分の本棚を見て、「これだけ読んだのに、何の役にも立ってないンやんか」と思って、愕然としました。結局それが、「患者さんから学べ」という、河合先生の教えだったんです。（皆藤）

「先生、きょう、その薬いらんわ」——私が研修医となって初めての患者さんの言葉である。

「時々嫌がる患者がいる」とか「嫌がる患者はどうすればいいか」ということは、教科書には書かれていなかった。（石井）

医療者として生きていくためには、医学をベースとして、診断、治療法や予後をどのように説明するか、患者さんや家族とどう関わるのか、お互いの考えをどう調整していくか、などなど、教科書には書かれていない現場の知恵、臨床の知の集積ともいうべき体系が必要だった。それが、糖尿病医療学という言葉になった。

研修医になって空《くう》に投げたボールが、35年経って返ってきたみたいな感じ。（石井）

ここには絶対にサイコロジストが要る。（皆藤）

皆藤先生と河合先生の最初の出会いの場面が語られている。

臨床のもともとの意味は、死にゆく人の傍らに臨んで、その魂のお世話をすることです。（皆藤：河合先生の言葉を引用して）

皆藤青年はそれを聞いて、「変なこと言うオッサンやなぁ」、「でもひょっとして、この先生について勉強したら、自分の内面に抱えている課題にも少し手が届く可能性があるなぁ」という思いが湧いてきた。つまり、河合先生の〝臨床〟についての講義は、皆藤青年の（科学に失望し、死にかけていた）〝魂のお世話〟をしたわけである。

そうです、そうです。
そうです。非常にいい話です。
そうそう。
面白い。
しかしすごいですね。
そりゃ、そうです。
そうでしょう？ そうなんです。（河合）

河合先生との対談（第一話、第二話）の中から、私の話に対する河合先生の言葉を引いてみた。

対談中も対談後もとてもいい気持がしていたのは、河合先生の、相手の言葉を〝掴《つか》まない〟この聴き方によるところが大きいのかもしれない。

いまの事例を聞いていて、私は大変感激しました。そのお話を、先生が糖尿病の学会なり研究会なりで話されたら、それだけでずいぶん勇気をもつ人が出てくると思うんですよ。同じような医師なり、看護師が、似たような人が来た場合に「あ、これはダメだ」とは思わないようになるでしょう? 「あの先生のときに、ああいうことが起こったじゃないか」と思うだけで、ほかの人の治療法や勇気を変えていくわけです。すごい意味があるでしょう?（河合）

河合先生は、私の言葉を掴まれなかったが、魂は掴まれていたのかもしれない。

だから、「糖尿病医療学研究会」という名前で、そういうことを考える専門家を養成されたらいいと思います。そしてその根本は、皆で事例を検討してやり方を考えていくことだと思います。（河合）

２０１４年秋、その名を冠する研究会が発足した。

すべての対談を見渡して糖尿病を生きる、それを支えることへのメッセージをまとめる――おわりにかえて

見直せば河合先生との最初の対談（２００４年10月17日、東京・帝国ホテルにて）から10年が経過した。この間、先生方のお言葉は私の臨床に大きな影響を与えた。

最後に、糖尿病診療の場面でよく出会う臨床的な問題に関連させながら全対談のまとめをしたい。分量に制限があり、言及できないが重要な発言がたくさん残されていることをお断りしておきたい。

●「糖尿病は病気ですか？」から「なぜ私が糖尿病に……」まで――糖尿病を自分の問題として受け止められない患者さんがいる

２型糖尿病の患者さんからはときおり尋ねられる。「私は病気ですか、なんともないのですが……数字は高いらしいけど」「症状がないからわかりません」。

養老先生はこの問題に関して、以下のような提議をされた。

病気の定義を考えたときに、簡単にいえば、本人が苦痛を感じる状態というのがありますね。ところが、感じない病気があるというけれども、それは病気じゃないんじゃないか、そういう人生もあるということじゃないか

など思うのです。

それを、客観的と称して、標準を置いて見るから病気というカテゴリーに入るので、それは医学の勝手です。（中略）糖尿病というのは、おおよそ症状がない。そうなると、「あなたは病気です」と言われて、そう認知できるかという点で非常に難しい病気だと思うのです。


この発言は、病気の持つ二面性――個人にとっての病気と、医学にとっての病気の違いを指摘されており、糖尿病という病気を考えるうえで重要な視点を提示されている。

すなわち、病気には、「病《やまい》（illness）」と「疾患（disease）」という側面がある。病《やまい》は、「ある人にとって固有の症状や苦痛の体験であり、それについて病む人、家族、つながりのある人々が、どう感じ、どう過ごし、どう対処していくかという経験」と定義されている。一方、疾患は、「体の秩序がどのように障害されているかという理論に基づいて病《やまい》を再構成したもの」である。

2型糖尿病（特に初期）においてはこの2つの病気に乖離がある。すなわち、実感（身体感覚）として経験しにくい。そこで、「（診断結果を伝えた医療者から）糖尿病にされた」という感覚が生じることがある。医療者はこれを知っておく必要がある。

一方、1型糖尿病においては、突然の発症に衝撃を受ける。ケトアシドーシスによる意識障害で発症する場合もある。多くの場合直ちにインスリンによる治療が必須となる。この突然の出来事は、不条理であって患者には簡単には納得できない。「なぜ私が糖尿病にならねばならなかったのか（Why me?）」という問いを繰り返すことになる。

このことについて鷲田先生は、「人間というのは、一歩先に進むために、そのつど理不尽なものを納得できるものに変え、自分を編み直していかないといけないのでしょうね」と語っておられる。納得できるストーリーを手に入れて初めて糖尿病を引き受けていく過程が動き出す。

●医療者は、患者さんが糖尿病という病気と治療法を理解し、実践を続けることによってもたらされるであろう、QOLの維持や健康寿命の延伸を願っている

それでは、前節で述べたような条件にある糖尿病を医療者はどのように説明すればいいのか。説明は2つの課題を背負う。患者が「糖尿病を受け止める、引き受ける」ことと「糖尿病を理解し行動する」ことである。

「糖尿病を理解すれば行動が変わる」——これが糖尿病教育の原理だったように思う。しかし、糖尿病に関する知識教育の結果が行動変化に反映されにくいことが報告され、患者の参加型教育法が主流となってきた。

この問題について、中村先生は、「脳に蓄えられた知り方ではなく、心にストンと落ちるような知り方」が大切で、糖尿病を客観的に考えられるようになると、「なるほどそうなのか。しょうがないやつだけど、一緒にやっていくか」となれるのではないかと話されている。

また、養老先生は、「変わるからわかるのではないか」と順を逆にされている。行動学的には、「やってみて成功すれば考え方が変わる」ということになろう。つまり、頭での理解を突き詰めていくのではなく、身体感覚でわかることを重視するということである。

医療者がどのように伝えれば理解や納得が得られるのかについて、鷲田先生が、「納得は、事態の解

決というより、その事態に自分とは違う立場からかかわる人との関係のあり方をめぐって生まれる心持ちなのだろう」と関係性に言及されている。

具体例として、「サマリーについて必ず1〜2時間かけて説明していました。ある患者さんから、20年以上、毎日それを自分のバイブルのようにして糖尿病の療養をしてきたとお聞きしました」（門脇）。ここまで自分のことに時間を使ってくれている、ここまで考えてくれている、その思いが納得を生むということだろう。

療養は一生続くわけだが、治療の説明に当たっては、以下のような配慮が必要ではないかという提案がなされている。

まず根本の食事療法について、北山先生は、それは怒りや不満を生み、愛情という基本的な信頼感を揺さぶる可能性があると指摘された。そのとき、医師（医療者）にはその痛みを一緒に味わいながら時を過ごすという役割が求められる。

また、生活習慣を修正し、良好な血糖コントロールを継続することについて、中井先生は、「毎日１００点とらなきゃいけないなら、私だってドロップアウトする。目標を、人間が耐えられる程度の不規則性を、どれだけ許容する治療ができるか」と述べられている。

糖尿病治療において「毎日１００点をとる」とは、その患者にとってどういうことなのかを知る必要がある。医療者の指示を完璧に守ろうとすることなのか、血糖値をある範囲以内に保とうとすることなのか、それがわかれば〝耐えられる程度〟を相談することができる。

糖尿病は治療によって後戻りがあることはわかっている、また進行を止められることもわかっている。しかし治癒するとは言えない。「ケアすれば健常人と変わらない生活ができる」という表現は医学的に正しいのだが……せめて「もっといい治療法ができる。いま、皆一所懸命研究している。それまで待って。ごめんね」くらい言い添えてほしい（中井）。

人（生）には不確定要素が多く、最善と考えられることをしていても、最善の結果が出るかどうかはわからないという指摘もあった（養老）。私たちはかつて血糖コントロールを正常化すれば動脈硬化性疾患を含めた合併症の進展が阻止できると考えていた。しかし、ACCORD研究などによって事はそう単純でないことを知った。治療や説明に当たっては科学的事実に謙虚さを同席させる必要がある。

患者を支えていくときには非糖尿病的世界にも目を向ける必要がある（北山）。それが糖尿病をもつ人を、傍にいて見続ける者に求められている。

●患者さんは必ずしも医学的に適切と思う方法を選択するわけではなく、医学と現実医療の間《はざま》で医療者も苦しんでいる

「糖尿病はわかりにくい、しかしそれを引き受けて生きる力を少しずつ培っていかねばならないのもその人間である」（皆藤）。日々の生活の中に治療を持ち込んで、他の大切なことと調和させていく必要がある。それが難しい。血糖コントロールをよくせねばと思ってはいるが、目の前に好物が出るとつい手が伸びてしまう。血糖測定やインスリン注射は面倒だ。

医療者は不安になる。このままだと合併症が進行する。自律性を尊重し優しく接しすぎたのだろうか。何か働きかける方法はないものか、合併症の恐ろしさをもっと強調しようか、それとも厳しく叱りつけようか。でも、来られなくなると困る。

医療者も苦しんでいる。患者の味方であるはずだが、知らないうちに患者に苦痛も与えている。どう考えればこの矛盾を乗り越えられるだろうか。

「患者さんは、糖尿病と向き合う途上にあるのだという気持ちをもって診療をすることが大事で、患者さんを批判したり、自分の責任を棚上げしたりしないように努力しています」(門脇)。

また経済学の立場からも、「人間はどういう方向にも行く。合理的なこと(賢いこと)もするし、非合理的なこと(アホなこと)もする。賢いことのほうがよいのはわかっているのだけれど、なかなかそうはいかない」(西村)。それが人間だと思えば、愛おしくなる、愛づることができそうだ。長く付き合っていきましょう、そんな私もアホなことをする。

大切なことは、ともに悩むもの、ともに成長を求めるものという存在であると認識することだ。医療従事者と患者さんというのは、治療や医療のパートナーであるだけではなく、ともに「自己実現」という同じ価値観で結ばれている(門脇)。

●医療には人間関係が重要な役割を果たす どんな場面でも治療者は希望をもつことが大切

糖尿病診療に限らず、あるいは医療に限らず臨床と名が付く領域において重要なことは、そのベースに人間関係があるということだ。継続して受診に来られるのも、治療を続けられるのも、それが必要だと思う信念のどこかに医療者との関係がある。医療者の「私はあなたのために役に立ちたい」という思いが根底にある。

そうではあっても、療養や結果が医学的な尺度で望ましい範囲に入るとは限らない。あるいはサポート体制の不足や生活していくことが困難なこともある。

そのような困難な状況で非常に大事なことは、「医師（医療者）が希望を失わないということなんです」（河合）。「希望を失っている（こころの中で見捨てている）と絶対に伝わるんです。だから、よほどのことがあっても希望を失わない人間にならねばならない」（河合）。

「先生、私は血糖管理ができていません。でも見捨てんといてね」というひりひりした患者さんの訴えが聞こえるような気がする。希望をもって会い続けることである。「定期通院をしていただくと、途中で驚くことがあります。何らかのことをきっかけに3年後によくなる人もいれば、10年後によくなる人もいるんですね。やはり、長く診ているとだんだんよくなってくるんですね」（門脇）。「絶対に切らないで、また会うんです。それを続けているとだんだん変わってきます。（中略）繰り返していると変わります。不思議なものですよ、人間というのは」（河合）。いつの日か、何かをきっかけに時が満ちる。

先が見えない状況にあるとき、暗闇にあってどちらを向いて進んでいるかわからないとき、「希望は意外なところに潜んでいる、そして個々人の生活に即して異なる」（中井）。処方に、医師（医療者）の願い、望み、祈りを添えよう。そして、不確定要因が大きいほど、医療者は勇気をもとう（中井）。

●医療者の治療法や勇気を変えていく症例検討会をしよう――糖尿病医療学研究会を

対談の中で私がある症例のお話をしたところ河合先生が次のようにおっしゃった。この事例（症例）

発表は皆の態度を変えるし、勇気も与える。医療者が、似たような人（症例）が来た場合に「あ、これはだめだ」とは思わなくなるでしょう？「あの先生のときに、ああいうことが起こったじゃないか」と思うだけで、ほかの人の治療法や勇気を変えていくわけです。すごい意味があるでしょう？

だから、医療学を興しましょう。「糖尿病医療学」研究会という名前で、専門家を養成しましょう。河合先生にそう激励されて（２００４年10月17日）から、10年目、２０１４年10月11～12日、奈良で第１回糖尿病医療学研究会を開催した。全国から30演題の応募があり、一題一題時間をかけて討論した。そのため休憩時間もとれなかったが、参加者は発表に集中し、自分の問題として討論に加わっておられた。発表者の日常診療の中でのその症例にかける熱意に参加者は感動した。

求めていた研究会に出会えた。元気をもらった。感動した。……多くの方からそのような感想をいただいた。症例には圧倒的な力があった。見続けている医療者からも勇気をもらった。やってみて、私自身が糖尿病医療学研究の力に気付いた。やっと第１回ができた。ここから、これからである。

９人の先生方との対談の中で得られた臨床の知は、最終的には患者さんのケアへの生かし方にたどり着く。知恵が思索の中だけで終わってしまうと、それは脳の自己満足でしかない。いかにアウトプットしていけるか、いかに自分の臨床に生かせるか、それが問われるだろう。

石井　均

２０１４年12月

合いができる」程度のことを表す場合もあるが、通常「ラ・ポールがついた。ラ・ポールがある」などと言うと,「治療的に良好な信頼関係ができた」ことを意味する場合が多い。ラ・ポールが良好ならば共感や感情移入も可能になりやすい。

――喫煙やダイエットといった個人の健康に関する意思決定において、将来の健康を害するような非合理的行動をとるのはどうしてなのか。健康の行動経済学の世界への誘い。（日本評論社ウェブサイトより）

＊27 QOL

quality of life（生活の質）。医学的には日常生活や社会的生活機能、および身体機能や精神機能満足度などを含め、心理統計学的に検証された質問紙を用いて患者の主観を多面的に評価する。たとえば糖尿病治療においてQOLを低下させる要因として、食事に関連した制約、低血糖、体重増加、日常業務への影響、団体行動やレクリエーション活動への影響，心の負担などがある。一方、QOLを上昇させるものとしては、血糖コントロール、身体症状の改善、安心感、健康信念などがある。

＊28 健康観

健康に対する考え方。疾病コントロールの改善に必要な動機付けとなるさまざまな決定要因のひとつであり、たとえば、「健康であることは自分にとって大切である」という考え方は、自己管理の動機のひとつである。

＊29『糖尿病医療学入門』

雑誌『糖尿病診療マスター』の連載をもとに、2011年、医学書院より出版。サブタイトルは“こころと行動のガイドブック”。

行動に関連する基本的な要因の解説からなる基礎編と、糖尿病臨床に適用するための実践編から成る。実践編においては、多理論統合モデル（変化ステージモデル）、再発予防プログラム、動機付け面接、エンパワーメントなどを詳述するとともに、糖尿病医療学へ至る過程が記述されている。

＊30 描画療法

描画表現を媒介として行う心理療法のひとつ。第二次大戦以降の欧米を中心に、作業療法やデイケア活動とともに発展した。絵画や造形などの非言語的表現手段により、精神的変化を生じることが期待されている。

＊31 土居健郎

どい たけお（1920‐2009）。精神科医、精神分析家。東京大学名誉教授。『「甘え」の構造』（弘文堂、1971）など、著書多数。日本人の精神構造やさまざまな精神病理，社会的問題を解明するための鍵概念として「甘え」という用語を用いた。

＊32 ラ・ポール

rapport（疏通性）。臨床心理学の用語で、人間同士の精神的交流のこと。広義には「話し

＊20 変化ステージモデル

米国の心理学者 Prochaska《プロチャスカ》らによって構築された新しい行動変化モデルであり、精神分析療法から行動療法まで幅広く取り入れて統合化した折衷モデル。禁煙行動の獲得過程をモデルとして作られた。健康行動の獲得において、「いつ変化が起こるか」という変化ステージには5段階（前熟考期、熟考期、準備期、行動期、維持期）あるとし、それぞれの段階においてそれを次の段階へと進めるために有用な心理的介入法（変化プロセス）があることを発表した。私（石井）が Alan Jacobson 先生から紹介され、本来は多理論統合モデル（transtheoretical model）と命名されているが、日本でこの理論の糖尿病治療への応用を進めるに当たって、わかりやすさを重視して「変化ステージモデル」と名付けた。

＊21 前熟考期

変化ステージにおける第1段階。「6か月以内に行動変化を考えていない」、「始めるつもりはない。できない」というステージ。

＊22 熟考期

変化ステージにおける第2段階。「6か月以内に行動変化を考えている」、「始めるつもりだが、迷っている」というステージ。

＊23 自己実現

ホーナイ（K. Horney：1885−1952、米国の精神分析医）はすべての人間に内在するものとして真の自己の概念を提起し、真の自己の発展・成長する過程を自己実現と呼んだ。

一方、ユング（C.G. Jung：1875−1961、スイスの精神科医）は、自己を意識と無意識とを含んだ心の全体性の中心であると考え、意識は自我を中心としてある程度の安定性、統合性をもっているが、それにとどまらずさらに高次の全体性へと向かおうとする努力の過程を「自己実現の過程」と呼んだ。それは自分の中の明るい側面ばかりでなく、自分の劣等な部分とも直面してそれを統合していこうとする努力を含んでいる。

＊24 メルロ＝ポンティ

Maurice Merleau-Ponty（1908−1961）。フランスの哲学者。独自の「現象学」を開拓した。

＊25『人間、この非人間的なもの』

1985年、なだいなだ氏（作家、精神科医）により出版。

――日本と日本人をめぐる問題を具体例をあげながら問い、『非人間的』といわれる行為の中にひそむ人間性を探る、ユニークな日本人論。（筑摩書房ウェブサイトより）

＊26『行動健康経済学』

2009年、西村周三先生らにより出版。サブタイトルは“人はなぜ判断を誤るのか”。

＊14 治療同盟
医療者が患者の感情に触れ、これを共感的に理解することによって、疾患に対し協同的に取り組んでいく医療者–患者関係を構築できる。糖尿病のような慢性疾患で、自己管理のための行動変化が起こるためには、強い治療同盟の構築がベースとなる。

＊15 ambivalent
精神医学用語で、ambivalence（両価感情）の形容詞。同一の対象に対して相反する心的傾向，感情，態度が同時に存在する精神状態。つまり、「飲みたいし、飲みたくない」、「変えたいし、変えたくない」となる。

＊16 春木繁一
1967年、横浜市立大学卒業。東京女子医科大学客員教授、島根大学臨床教授、松江・青葉クリニック院長などを歴任。サイコネフロロジー（透析・腎移植患者を精神的にケアする）を専門とする精神科医。

＊17 TCAサイクル
トリカルボン酸回路。クエン酸回路とも呼ばれる。グルコース（糖）を乳酸に分解する解糖とその他の異化作用で生じたアセチルCoAを完全に水と二酸化炭素に分解する酸化過程。この結果、糖・アミノ酸・脂肪酸が分解され、そこから最大のエネルギーを引き出す。同化代謝の出発点にもなり、グルタミン酸・アスパラギン酸が作られる。生体内での物質代謝エネルギー生成の基本反応である。

＊18『糖尿病こころのケア』
米国糖尿病協会が糖尿病の患者さんとその家族の「こころのケア」のために出版。『糖尿病こころのケア—糖尿病を愛することなんて，もちろんできないけれど』（石井均監訳，医歯薬出版）として、1999年に日本語訳が発刊された。

＊19 UKPDS
2型糖尿病の臨床試験で多数の患者について最長期間行われているもの。試験開始から20年目の発表では、強化療法群において細小血管障害の発生リスクが有意に低下することが認められたが、心筋梗塞や死亡率には差が認められなかった。しかし、その後さらに10年フォローすることによって、30年目には心筋梗塞や死亡率にも有意差が認められるようになった。これは遺産効果（legacy effect）と名付けられ、初期に良好な血糖コントロールをしたことが後々になって（20年以上経って）医学的効果の差となって現れることを証明した。このことは、糖尿病治療の医学的意義は糖尿病をもつ人生に匹敵する長さで理解される必要があることを示している。

ためには医療者−患者関係をはじめとする糖尿病治療の人間的側面――個別的な関わり――により深く焦点を当てた学問領域が必要と考えられ、糖尿病医療学と命名した。患者の心理と行動、医療者と患者との関係、患者による治療利益評価の測定などについて、患者の生涯にわたる糖尿病との関わりを視野におきながら議論・研究する。2014 年、私（石井）が代表者となり、糖尿病医療学研究会設立。

＊8 箱庭療法
主に子どもを対象とした精神療法の1つ。安心で邪魔されない環境の中で、限定された大きさの箱に種々のミニチュア玩具を自由に置くことによって、患者の無意識に内在する自己治癒力が大いに賦活され最大限に発揮されることが治療原理と考えられている。今日では成人例も対象に，教育や福祉の領域でも施行される。

＊9 平田幸正
1948 年、九州大学卒業。東京女子医科大学糖尿病センター初代所長、1990 ～ 92 年には日本糖尿病協会理事長。1957 年に楠五郎雄先生とともに『糖尿病』（医学書院）を発刊。その他、著書多数。

＊10 ミラーニューロン
脳の神経細胞（ニューロン）の名称。サルが何かを握るあるいは摘むといった特定の行為を遂行するときに興奮するニューロンの中に，サル自身ではなく他者がその行為をするのをサルが見ているときにも興奮するニューロンがあり、“鏡”のような反応をすることからミラーニューロンと名づけられた。

＊11『バカの壁』
2003 年、新潮新書（新潮社）より刊行された養老孟司先生の著書。400 万部を超えるベストセラーとなり、同年の新語・流行語大賞を受賞。

＊12 治療関係
医療における「治す人−治される人」の関係。しかし、高血圧や糖尿病など治癒ではなくコントロールを目標とする慢性疾患では、「療養法を教え、フォローする人−その療養法を実行する人（自らが行う、自己管理する）」という関係が必要となる。しかし、その関係下で治療中に治療者が患者の問題に「巻き込まれる」ことがある。

＊13『夜と霧』
オーストリアの精神科医ヴィクトール・フランクル（1905−1997）によって 1946 年に出版。強制収容所での体験をもとに著された作品。

◆用語解説

＊1 アーサー・クラインマン

Arthur Kleinman。1941年生まれ。米国の精神科医、人類学者。医療人類学のパイオニア的存在。現在はハーバード大学アジアセンター所長を務める。東アジアへの造詣が深く、1996年の日本精神神経学会学術総会における記念講演をはじめ、日本国内でも活動を行っている。

＊2 アラン・ジェイコブソン

Alan Jacobson。ウィンスロップ大学病院付属研究所主任研究者。ハーバード大学精神科名誉教授。米国・ジョスリン糖尿病センターにメンタルヘルスユニットを開設し、行動医学と臨床精神医学の研究と実践活動を行っている。DCCT（Diabetes Control and Complications Trial）およびEDIC（Epidemiology of Diabetes Interventions and Complications）の主任研究者であり、糖尿病患者への心理的アプローチの先駆的実践者の1人。
糖尿病の治療形態を、従来行われてきた医師主導ルートと患者の考えを取り入れた患者中心ルートに分け、これを融合させた医療モデルを提唱。DQOL（Diabetes Quality of Life）開発者。糖尿病と精神疾患（特にうつ病）、低血糖が脳機能に与える影響などの研究がある。

＊3 フロイトの精神分析

フロイト（S. Freud：1856-1939、オーストリアの精神科医）によって始められた技法であり理論体系。①人間の言葉、行動、空想、夢、症状などの無意識的意味を解明する方法、②その臨床への応用、③そこから築き上げられた理論体系を指す。

＊4 認知行動療法

心理療法の1つ。認知の歪みを検証することによって認知と行動の変容を促し、当面の問題への効果的な対処の仕方を修得させようとする治療法。

＊5 self-esteem

自尊感情。自分に下す自己評価の感情で、自分自身を尊敬し、価値ある人間であると考える程度のこと。

＊6 self-efficacy

自己効力感。ある行動をある状況の下で実行できるという自信。特定の課題に取り組み継続できるという能力に対する自分の信念のこと。

＊7 糖尿病医療学

科学としての糖尿病およびその治療法を臨床場面に適用するとき、医療者と患者、および重要な他者が、その意味と意義を理解し、協調して疾患の治療を進める必要がある。その

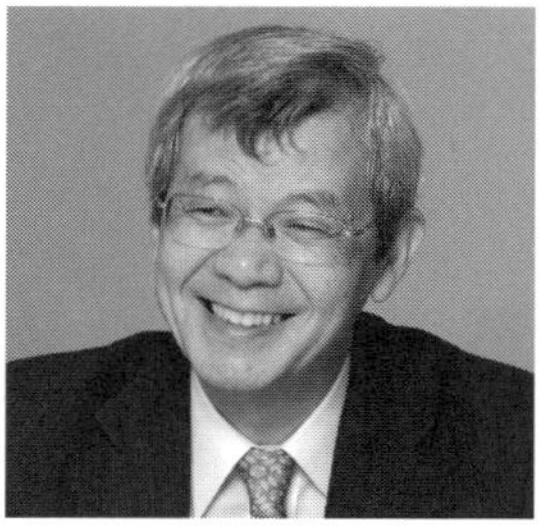

◉著者略歴

石井　均

（いしい　ひとし）

1976年　京都大学医学部卒業
1983年　京都大学大学院医学研究科博士課程修了
1984年　天理よろづ相談所病院内分泌内科
1993年　ジョスリン糖尿病センター・メンタルヘルスユニット留学
1996年　天理よろづ相談所病院内分泌内科部長兼糖尿病センター長
2001年　天理よろづ相談所病院内分泌内科部長兼栄養部部長
2010年　天理よろづ相談所病院副院長兼内分泌内科部長
2013年　奈良県立医科大学糖尿病学講座教授

病を引き受けられない人々のケア
—「聴く力」「続ける力」「待つ力」

発　行　2015年2月1日　第1版第1刷©
　　　　2018年1月15日　第1版第3刷
著　者　石井　均
発行者　株式会社　医学書院
　　　　代表取締役　金原　優
　　　　〒113-8719　東京都文京区本郷1-28-23
　　　　電話　03-3817-5600(社内案内)
印刷・製本　双文社印刷

ISBN978-4-260-02091-6